U0203372

爱心帖

专家提示

　　患了胃病不必过分担忧，除需必要的治疗外，还应做到：

　　①饮食要规律化：应定时定量，不要暴饮暴食。饱一顿、饿一顿容易造成胃蠕动功能紊乱。

　　②注意饮食卫生，少吃刺激性食品：吃饭时要细嚼慢咽，让食物在口腔内得到充分的磨切并与唾液混合，这样可以减轻胃的负担；提倡忌饮酒和吸烟，烟酒对胃健康不利。

　　③少吃对胃有刺激性的药物：如阿司匹林、强的松等药物会造成胃黏膜损伤而出现炎症或溃疡。

　　④保持精神愉快：胃是否健康与精神因素有很大关系，过度的精神刺激，长期紧张、恐惧、悲伤、忧郁等都会导致迷走神经功能紊乱，导致胃壁血管痉挛性收缩，进而诱发胃炎、胃溃疡。

《专家诊治胃病》

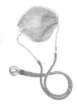

挂号费丛书 升级版

姓名		性别		年龄		就诊卡号	

专家诊治
胃 病

科别	消化科	日期		费别	

姚健凤　主编

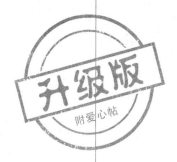

升级版
附爱心帖

药价	

上海科学技术文献出版社

图书在版编目（CIP）数据

专家诊治胃病 / 姚健凤主编 . —上海：上海科学技术文献出版社，2012.3
ISBN 978-7-5439-5201-0

Ⅰ．①专⋯ Ⅱ．①姚⋯ Ⅲ．①胃疾病—诊疗 Ⅳ．① R573

中国版本图书馆 CIP 数据核字（2012）004705 号

责任编辑：胡德仁
美术编辑：徐　利

专家诊治胃病

姚健凤　主编

＊

上海科学技术文献出版社出版发行
（上海市长乐路 746 号　邮政编码 200040）
全国新华书店经销
常熟市人民印刷厂印刷

＊

开本 850×1168　1/32　印张 7.25　字数 162 000
2019 年 12 月第 5 次印刷
ISBN 978-7-5439-5201-0
定价：15.00 元
http://www.sstlp.com

随着人们物质文化生活水平的提高，一旦生了病，就不再满足于"看病拿药"了。病人希望了解自己的病是怎么得的？怎么诊断？怎么治疗？怎么预防？当然这也和疾病谱的变化有关。过去，患了大叶性肺炎，打几针青霉素，病就好了。患了夜盲症，吃些鱼肝油丸，也就没事了。至于怎么诊断、治疗，怎么预防，人们并不十分关心。因为病好了，没事了，事过境迁，还管它干嘛呢？可是现代的病不同了，许多的病需要长期治疗，有的甚至需要终生治疗。许多病不只需要打针服药，还需饮食治疗、心理调适。这样，人们自然就需要了解这些疾病的相关知识了。

到哪里去了解？当然应该问医生。可是医生太忙，有时一个上午要看四五十位病人，每看一位病人也就那么五六分钟，哪有时间去和病人充分交谈。病人有困惑而不解，自然对医疗服务不满意，甚至对医嘱的顺从性就差，事实上便影响了疗效。

病人及其家属有了解疾病如何防治的需求，而门诊的医生爱莫能助。这个矛盾如何解决？于是提倡普及医学科学知识，报刊、杂志、广播、电视都常有些介绍，对一般群众增加些防病、治病的知识，当然甚好，但对于患了某病的病人或病人的家属而言，就显得不够了，因为他们有很多很多的问题要问。把与某一疾病相关的知识汇集成册，是一个好主意,病人或家属一册在手,犹如请来了一位家庭医生,随时可以请教。

上海科学技术文献出版社有鉴于此,新出一套"挂号费丛书"。每册之售价约为市级医院普通门诊之挂号费,故以名之。"挂号费丛书"尽选常见病、多发病,聘请相关专家编写该病的来龙去脉、诊断、治疗、护理、预防……凡病人或家属可能之疑问,悉数详尽解述。每册10余万字,包括数百条目,或以问诊方式,一问一答,十分明确;或分章节段落,一事一叙一目了然。而且作者皆是各科专家,病人或家属所需了解之事他们自然十分清楚,所以选题撰稿,必定切合需要。而出版社方面则亦在字体、版式上努力,使之更能适应各阶层、各年龄之读者需要。

所谓珠联璧合,从内容到形式,"挂号费丛书"确有独到之处。我相信病人或家属读了必能释疑解惑,健康的人读了也必有助于防病强身。故在丛书即将出版之时,缀数语于卷首,或谓之序,其实即是叙述我对此丛书之认识,供读者参考而已。不过相信诸位读后,必谓我之所言不谬。

复旦大学附属中山医院内科学教授

上海市科普作家协会理事长

杨秉辉

总序

患了胃病主要有哪些症状

患了胃病需进行哪些项目诊断检查

专家诊治 胃病

ZHUANJIA ZHENZHI WEIBING

目
录

专家诊治

胃病

ZHUANJIA ZHENZHI WEIBING

目录

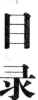

专家诊治 胃病

ZHUANJIA ZHENZHI WEIBING

目录

目录

专家诊治

胃病

ZHUANJIA ZHENZHI WEIBING

目录

经医生治疗后病人应怎样进行康复

挂号费丛书·升级版总书目

患了胃病
主要有
哪些症状

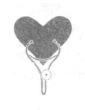

姓名 Name＿＿＿＿＿＿＿ 性别 Sex＿＿＿ 年龄 Age＿＿＿

住址 Address＿＿＿＿＿＿＿＿＿＿＿＿＿＿＿＿

电话 Tel＿＿＿＿＿＿＿＿＿＿＿＿＿＿＿＿

住院号 Hospitalization Number＿＿＿＿＿＿＿

X 线号 X-ray Number＿＿＿＿＿＿＿＿＿

CT 或 MRI 号 CT or MRI Number＿＿＿＿＿＿

药物过敏史 History of Drug Allergy＿＿＿＿＿＿

患了胃食管返流病
会有哪些临床表现

　　胃食管返流病最常见的临床症状是"烧心"、反酸和吞咽异常感,其他症状包括胸痛、口水过多、癔球症和少见的吞咽痛。癔球症是持续性的咽部团块感,与吞咽无关。吞咽痛是胃食管返流病罕见症状,远远少于典型的感染性食管炎或药物性食管溃疡,在病人有食管溃疡或深度腐蚀的病变存在时,吞咽痛可能表现更突出。

　　反酸是由于下食管括约肌松弛,并有上食管括约肌松弛,使胃内的酸性液体、食物或气体返流到食管,甚至口腔。返流物进入口腔,可有酸味或苦味,造成口臭与味觉损害,返流物或被吐出或被咽下。进食、用力或体位改变后均可造成反胃。有的病人夜间发生反酸,醒后发现枕上有胃液或胆汁,咽部疼痛,口腔有异味。

　　"烧心"是返流性食管炎最常见的症状,通常认为是由于酸性物质刺激食管黏膜下的感觉神经引起的。有返流性食管炎而无"烧心"胸痛者较少见。这些症状常在饱餐后,尤其是进食高脂肪、高蛋白后十几分钟出现。"烧心"的发生率在 50% 以上,大多表现为胸骨后或上腹部烧灼感或温热感。症状典型者发生于餐后 1~2 小时,尤其是某些体位和饮食可以诱发这种症状出现,如弯腰、平卧、腹部用力和束腰以及喝咖啡、浓茶、饮酒、进食辛辣食物等。如有夜间返流较多者,常因"烧心"而惊醒。需引起注意的是,"烧心"的程度或频率与病变的程度不是平行的。如病人患有巴雷特食管,即使其返流严重,临床症状也较轻;如果因食管长期慢性炎症,使黏膜增厚或形成狭窄,"烧心"的症状反而减轻。

胸痛的部位常在剑突下和胸骨后,可向两侧胸部、肩颈背部放射,甚至放射至手部。产生症状时,可通过变换体位或服用抗酸药物可得到缓解。夜间发生的胃食管返流,由于食管不能借助重力作用排空食管,也无唾液进行中和食管内容物,返流物在食管内停留时间较长,对食管黏膜的腐蚀性较大。建议睡前不宜进食,把头侧床脚抬高 20 厘米,对减少返流有一定帮助。

进食有异常感,胃食管返流病首先表现为吞咽困难。早期由于食管黏膜的炎性刺激,常使食管痉挛,产生轻度间断性的吞咽困难。随着病变发展,炎症加重致食管壁充血、水肿、增厚和纤维化。食管壁弹性下降,甚至管腔狭窄,就会出现持续性的吞咽困难,并出现进行性加重的趋势。开始进固体食物时发生梗阻,以后进流质食物时也出现咽下困难,进食时间明显延长。由于是良性病变,病人营养状态良好,体重变化不大。有少数病人进食流质食物明显困难者,可出现营养不良、消瘦和贫血。个别严重的狭窄病人,由于狭窄十分严重阻碍返流,其临床"烧心"和胸痛症状减轻,甚至消失。

胃食管返流病的食管外症状,指一些症状是由胃食管返流引起的,但它们所表现出来的不适似乎与食管无关。在胃食管返流得到有效治疗后,这些症状也消失了,故称为胃食管返流病食管外症状。通常认为,食管外症状的出现是因胃或十二指肠内容物返流进入食管到达食管上段及咽部,并被吸入气管内所致。返流物反复与咽喉部接触、刺激,并损害咽、喉与声带,造成咽喉炎、慢性声音嘶哑,有时甚至返流至口腔,导致牙病发生。返流物被吸入气管内,可诱发返流性哮喘、慢性咳嗽、肺炎,严重者甚至出现夜间窒息等。据有关调查显示,高达80％的哮喘病人有胃食管返流的存在,40％有食管炎。目前,推测返流引起哮喘发作的机制为将胃内容物吸入肺内,或者虽未被吸入肺内,但返流使从食管到肺的迷走神经弧被激活,致使气管痉挛,哮喘发作。

患了返流性食管炎会有哪些并发症

食管狭窄:8％~20％胃食管返流病病人如不及时治疗会发生食管狭窄,主要由溃疡及炎症所致,在伴有巴雷特食管时更易发生。病人表现为渐进性吞咽受阻,尤其是进固体食物时最明显。

① 出血:由食管炎渗血所致,临床表现为黑便,呕血等大出血机会较少。

② 巴雷特食管:巴雷特食管在胃食管返流病中发生率为0.3％~2％,巴雷特食管目前公认为是食管腺癌的癌前病变。

患了慢性胃炎会有哪些临床表现

慢性胃炎好发中年以上病人,进展缓慢,常反复发作。大多数人常无症状或有程度不同的消化不良的症状,如上腹饱胀、隐痛,或食欲不振、嗳气、泛酸、恶心等。慢性胃炎的腹痛大多不规则,一般为弥散性上腹隐痛或钝痛,很少表现为剧痛。部分萎缩性胃炎病人还可伴有贫血、消瘦和腹泻等症状。不同类型的胃炎,临床表现有所不同。

浅表性胃炎可有慢性不规则的上腹隐痛、腹胀和嗳气、进食后上腹部不适或疼痛等，部分病人有反酸。萎缩性胃炎在不同部位的症状也不尽相同。慢性萎缩性胃窦炎症时常表现为持续性中上腹疼痛。有胃黏膜糜烂者可有少量上消化道出血。伴有胆汁返流时可出现含有胆汁的呕吐物和胸骨后疼痛。慢性胃炎也可有慢性贫血，萎缩性胃体炎可有恶性贫血，常全身衰弱、疲软、精神淡漠等。

患了急性胃炎会有哪些临床症状

急性胃炎的临床症状与病因和类型相关。

急性单纯性胃炎病因多元化，该病发病多急骤，主要表现为上腹部不适、疼痛、食欲不振、恶心、呕吐等。因感染而致病者常伴有急性肠炎，而有腹泻、脐周疼痛，重者可有发热、失水、酸中毒，甚至休克。

急性糜烂性胃炎是由各种外源性或内源性致病因素引起黏膜血流减少或正常黏膜防御机制的破坏加上胃酸和胃蛋白酶对胃黏膜的损伤所致。这种胃炎起病较急，在原发病的病程中出现突发的上消化道出血，表现为呕血或黑便；大量出血可以引起休克伴贫血。在发病24～48小时内行急诊胃镜可见胃黏膜糜烂、出血或浅表溃疡，尤其在胃体部。

急性腐蚀性胃炎是由于吞服强酸、强碱或其他腐蚀剂所引起。吞服腐蚀剂后，最早出现的症状为口腔、咽喉、胸骨后及中上腹剧烈疼痛，常伴有吞咽困难，频繁的恶心呕吐。严重者可出现呕血、虚脱和休克。

急性化脓性胃炎临床较为少见。主要临床表现为全身败血症和急性腹膜炎，尚可并发胃穿孔、肝脓肿等。

患了消化性溃疡会有哪些症状

消化性溃疡发作时主要表现为中上腹疼痛,同时可伴有反酸、反胃、恶心、呕吐、唾液分泌增多、烧心、乏力、消瘦、胃纳减退等症状。腹痛是消化性溃疡的特征性表现,可为钝痛、刺痛或闷痛等。疼痛程度轻重不一,一般均可忍受,也有少部分病人疼痛发作时不能忍受,需用药物方能缓解。一般食欲多保持正常,但部分病人可因食后疼痛发作而惧食,导致体重减轻。全身症状可有失眠、精神紧张等神经官能症的表现;也有少数人没有症状或以溃疡并发症为首发症状,如出血、穿孔、幽门梗阻,以出血最为多见。

典型的消化性溃疡疼痛具有以下特点:

① 长期性:由于溃疡发生后可自行愈合,但每于愈合后又可复发,故常有上腹痛长期反复发作的特点。整个病程一般为 6~7 年,有的可长达 10~20 年,甚至更长。

② 周期性:上腹痛呈反复、周期性发作,是消化性溃疡的特征之一,尤以十二指肠溃疡更为突出。中上腹疼痛发作可持续几天、几周或更长,继以较长时间的缓解,而后又发作,如此周而复始。全年都可发作,以秋末冬初气温较冷的季节常见。

③ 节律性:节律性疼痛也是溃疡病的一个特征性表现,与进食有一定的关系。

十二指肠溃疡常出现在两餐之间,至下餐或服止酸药后缓解,即所谓饥饿痛;胃溃疡疼痛大多出现在餐后 1 小时左右,经 1~2 小时后逐渐缓解,直至下餐进食后再复出现,即所谓饱餐痛。

④ 疼痛部位：十二指肠溃疡的疼痛多出现于中上腹部或在脐上方，或在脐上方偏右处；疼痛范围较局限，直径2～10厘米之间。胃溃疡的疼痛部位也多在中上腹，但稍偏高处，或在剑突下或剑突下偏左处。疼痛范围约数厘米直径大小，不如十二指肠溃疡局限。腹腔内脏的疼痛在体表的定位一般不十分确切，疼痛部位也不一定能反应溃疡所在的解剖位置。

⑤ 疼痛性质：多呈钝痛、烧灼痛或饥饿痛，一般较轻而能耐受。若持续性剧痛，表明溃疡可能已穿透或穿孔。

⑥ 影响因素：疼痛常因精神刺激、过度疲劳、饮食不慎、药物、气候变化等因素诱发或加剧；休息、进食、服止酸药、以手按压疼痛部位、呕吐等方法使疼痛减轻或缓解。

为何有些消化性溃疡病人无临床症状

无明显临床症状的消化性溃疡病人，是在对其他疾病做胃镜或X线钡餐检查时偶然被发现，也有当发生出血或穿孔等并发症时，甚至于尸体解剖时始被发现。这类消化性溃疡可见于任何年龄，以老年人尤为多见。另外，还多见于非甾体抗炎类药物所致溃疡者，及药物作维持治疗预防溃疡复发者。溃疡愈合后复发的病人有时也表现为无症状性溃疡。据文献报道，消化性溃疡病人中有10%是无明显症状的。

患了消化性溃疡合并出血会有哪些症状

消化性溃疡合并出血的临床症状与出血部位、速度和出血量的多少,以及被侵蚀血管的管径粗细有关。

消化性溃疡合并大出血时,主要症状是呕血和黑便。一般均有黑便,出血量大或病变部位在幽门以上者可有呕血。黑便呈柏油样,黏稠而发亮,系血红蛋白的铁在肠内硫化物作用下形成硫化铁所致。若大量快速出血,强烈刺激肠道蠕动,血液在肠内停留时间短暂,不能与肠内硫化物形成硫化铁,大便呈暗红色,甚至鲜红色。呕血呈棕褐色咖啡渣样,是血液经胃酸作用形成正铁血红素所致。胃出血时,如血液未经胃酸作用,呕吐物为鲜红色并可带有血块。若出血量大,引起失血性休克,会出现头晕、心悸、出汗、恶心、口干、黑蒙和晕厥等周围循环衰竭症状。急性失血持续不止,脑血流量减少,会发生精神错乱,并发展为神志迟钝;冠状动脉供血不足者可激发心肌梗死,尤以老年人多见;肾供血不足可致尿少、尿闭,甚至急性肾功能衰竭。多数病人在休克控制后出现低热,一般不超过38.5℃,可持续3~5天。

患了消化性溃疡合并穿孔会有哪些症状

消化系溃疡部分病人未经有效治疗,溃疡病灶向深部发展可穿透胃或十二指肠壁而并发穿孔。消化性溃疡合并急性穿孔最常见的症状是突发性剧烈的腹痛,腹痛始于上腹部,迅速蔓延至整个腹部。病人呈严重的急性病面容,略微活动便可使腹痛加重,故呼吸轻浅,静卧不动。炎症刺激横膈时可产生肩痛,30%~50%病人常为右肩痛。由于胃肠内容物受重力影响往下流入盆腔,可引起右下腹剧痛。这时可误诊为急性胆囊炎或急性阑尾炎穿孔引起腹膜炎。

在穿孔发生后,由于胃酸有抑菌作用,胃十二指肠内容物大都是无菌的,只引起化学性腹膜炎。在穿孔后1~5小时,部分病人由于腹腔渗出液增多,流入腹腔的胃肠内容物被稀释,腹痛可暂时减轻。但8~12小时后大多发生细菌感染,化学性腹膜炎演变为细菌性腹膜炎。这时,病人全身软弱、口干、恶心、呕吐,由于刺激膈肌引起呃逆,体温升高,呼吸脉搏加速,尿量减少,血压开始下降,病情不断恶化,抢救不及时者可因麻痹性肠梗阻、脓毒血症或败血症、感染中毒性休克而死亡。

患了消化性溃疡合并幽门梗阻会有哪些症状

　　幽门是胃的流出道,强有力的幽门括约肌可以保持胃内为强酸性环境,十二指肠为中性环境,这样才能保证人体正常的消化和吸收。幽门是消化后的食物流到肠道的必经之路,比较狭窄。在其临近有消化性溃疡时,如发生充血水肿,因刺激使幽门痉挛,或溃疡愈合形成瘢痕均可形成幽门梗阻。幽门梗阻的主要症状是饭后饱胀和呕吐,吐出量大,往往有12~24小时前的宿食,呕吐物不含胆汁。有些病人可有中上腹痉挛性疼痛,呕吐后可缓解。腹痛多为克服梗阻活跃的蠕动波所致,病人渐渐出现脱水、厌食和体重减轻,常伴便秘。不完全性梗阻病人常在早餐前空腹时比较舒服,呕吐常发生在傍晚以后。很多病人努力呕吐,以减轻痛苦,80％消化性溃疡合并梗阻的病人有较长时间的溃疡病史,出现梗阻后中上腹不适症状加重,典型的节律性疼痛消失。癌症引起的幽门梗阻病程短,病情迅速加重。

　　消化性溃疡并发幽门梗阻时典型者上腹有振水音,但刚进食后也可有上腹振水音。若进食后3~4小时,或清晨早餐前有此体征,对幽门梗阻有诊断意义。有时腹壁出现扩张的胃型、蠕动波。所谓胃型是指凸起在中、上腹部的胃的轮廓,蠕动波则指胃强劲的蠕动在腹壁上所显示的波型。出现胃型和蠕动波表示幽门梗阻严重。但幽门梗阻病人发现振水音者仅占25%,蠕动波更少见。不完全性幽门梗阻者,也没有这种体征。若幽门梗阻时间稍长,既不能进食,又有呕吐,常会造成继发水电解质失衡、酸碱平衡紊乱、营养不良、体重下降。

老年人患了消化性溃疡会有哪些症状

随着社会的发展,人口老龄化越趋明显。虽然消化性溃疡总的发病率近年来有所下降,但老年人消化性溃疡的发病率仍在上升。这可能与以下因素有关:随着年龄的增长,老年人胃黏膜的细胞保护作用减退,暴露于致溃疡因素的概率也增多,如幽门螺旋杆菌的感染、由于骨关节肌肉等疾病对非甾体类抗炎药物的应用等;老年人医疗保健的加强,消化道内镜检查的广泛应用,使更多的消化性溃疡病人被发现;随着人均寿命延长,老年人口的比例增多,使患消化性溃疡的绝对人数增加。国内一份研究资料显示,在18 870例消化性溃疡中,60岁以上占14.9%。表明消化性溃疡也是老年人的常见疾病。

老年消化性溃疡的临床特点主要表现为症状不典型,常缺乏典型的上腹痛,常以食欲不振、体重减轻、恶心呕吐等症状为主,甚至以溃疡病的并发症,如出血、穿孔等为首发症状。这与老年人感觉及反应迟钝,或服用阿司匹林等药物有关。另外,高位溃疡多见,高位溃疡如果靠近贲门部,可出现吞咽困难、胸痛等,需与食管疾病或冠心病相鉴别。巨大溃疡和顽固性溃疡也较中青年为多,常常症状不典型、时间长、疗效不佳、并发症多,常可与胃的恶性肿瘤混淆。老年人消化性溃疡的出血、穿孔的发生率高,尽管目前医疗监护技术提高,但出血、穿孔的病死率仍居高不下,这与老年人常合并心脑肾等脏器疾病有关。也与临床表现不典型、容易延误诊断有关。因此,早期诊断、及时治疗尤为重要。

消化性溃疡的疼痛与心绞痛有哪些不同

位于贲门、高位胃体及胃底部的溃疡可表现为左胸部疼痛,易与心绞痛相混淆。消化性溃疡的疼痛有周期性、节律性,服用止酸药能缓解,胃镜检查能明确溃疡诊断。心绞痛病人往往有冠心病基础,好发于 40 岁以上,吸烟、高血脂、高血压及糖尿病是其高危因素,疼痛发生在胸骨后,呈压榨、紧缩、沉重胀闷性痛,常持续 1~15 分钟,大多为 3~5 分钟,可自行缓解,用扩血管药如硝酸甘油片舌下含服后能迅速缓解,疼痛可向左肩胛及左臂放射。疼痛范围如一手拳大小。心绞痛的诱发因素多为劳累、饱餐、情绪激动或过度抑郁。有些自发性心绞痛可在无任何明显诱因下出现。心绞痛发作时心电图应有缺血性改变。

消化性溃疡疼痛与胆绞痛有哪些不同

消化性溃疡与胆石症或胆管病变均可有腹痛,且均表现为中上腹或右上腹痛,故有时较难区别。但是通过仔细询问病史、体格检查及做相应的辅助检查后还是可以鉴别的。消化性溃疡的疼痛一般以中上腹为主,疼痛往往为钝痛,典型者疼痛有节律性,与进食有关,十二指肠溃疡往往为空腹痛、夜间痛,进食后能部分缓解,胃溃疡往往为饱餐痛。消化性溃疡的疼痛用 H_2 受体阻滞剂[如雷尼替丁、法莫替丁、西咪替丁(泰胃美)]或质子泵抑制剂(如奥美拉唑、兰索拉唑)治疗后,疼痛能迅速缓解,X线钡餐或胃镜检查能明确诊断,消化性溃疡疼痛发作时无明显发热及白细胞增加。胆系病变的疼痛为绞榨样,多位于右上腹,发病前往往有油腻食物进食史,其疼痛为持续性,阵发性加剧,常放射到肩胛区。可有发热、黄疸,再加胆绞痛被称为"夏科(Charcot)三联征",体检发现莫非(Murphy)征阳性,外周血象常有白细胞及中性粒细胞增高,B超可发现胆囊及胆管的病变而明确诊断。胆绞痛用抑酸药,疼痛无缓解,消炎解痉治疗后有时腹痛能缓解,有些病人需进行急诊手术治疗。

患了消化性溃疡 有哪些并发症

① 出血:是消化性溃疡最常见的并发症,可见于10%~20%的溃疡病病人,是由于溃疡溃破血管所致,以十二指肠溃疡并发出血较为多见。绝大多数溃疡出血者,以往均有明显的溃疡病史,仅有10%~15%在出血前无溃疡病史,以出血为初发症状。出血时病人可表现为呕血或黑便,出血量较大时可危及病人的生命。

② 穿孔:是消化性溃疡最严重的并发症,也是消化性

溃疡致死的主要原因。急性穿孔多见于十二指肠溃疡。主要是溃疡病灶深达胃肠浆膜层,使胃肠壁突然穿破,造成胃内容物流入腹腔所致。消化性溃疡穿孔常在饱餐或剧烈运动后发生,主要表现为病人突然出现剧烈的上腹部刀割样疼痛,病人疼痛难忍,伴恶心、呕吐,随后可有面色苍白、血压下降等休克症状及急性弥散性腹膜炎体征。X线检查膈下有游离气体。

③ 幽门梗阻:主要发生在幽门管及十二指肠溃疡,是由于溃疡周围组织充血、水肿、反射性幽门痉挛,或因溃疡愈合时瘢痕收缩或粘连所致。主要表现为上腹痛失去规律性,呈持续性胀痛,伴嗳气、反酸,尤以食后为甚。呕吐为幽门梗阻的主要症状,呕吐量大,可呕出隔餐或隔日有酸味的食物。呕吐严重者可发生水、电解质和酸碱平衡紊乱。

④ 癌变:十二指肠溃疡极少发生癌变,胃溃疡发生癌变的概率5%以下。溃疡病发生癌变时,上腹部痛的规律性消失,病人可表现为进行性贫血、食欲减退、消瘦等症状,大便潜血试验持续阳性,可进一步做胃镜检查确诊。

患了胃癌有哪些临床症状

胃癌症状差别很大,通常没有什么特异性。癌症早期几乎没有症状,从胃癌细胞形成到临床出现症状,时间可能长达20个月以上,有一大段时间不出现任何症状,极易被忽略,这是胃癌早期不易被诊断的原因之一。即使在美国,胃癌早期的诊断率也只有百分之十几。然而在日本由于做体检筛检,近乎一半的胃癌在早期被诊断出来。

在胃癌早期大多数病人缺乏症状,在有不适时,常出现消化不良、肚子不舒服或是上腹部胀痛不适,伴有轻微的恶心、反酸反胃、胃灼热感、腹胀、打嗝、食欲不振、全身倦怠无力等症状。以上腹痛为主要症状,82%~90%会有此不适,其余症状占50%~60%。较严重时会有消化道出血,解黑便,时间久了导致贫血,也有些人体重减轻。

　　进入进展期,或较晚期的胃癌病人,虽然可能只有一些模糊症状,如上腹不适、胃口较差、体重下降等,但大多数会有较明显的症状。常见症状包括发生肿瘤、并发溃疡而出血,此时有呕血、解黑色大便现象,严重者有头昏、晕倒,甚至休克。还有的出现持续性疼痛,或者因癌细胞的生长,造成胃蠕动功能失调导致腹胀、恶心、呕吐,较严重者造成胃内腔狭窄滞留不通,发生阻塞,无法进食。若转移至其他器官,会因肿瘤侵犯的地方不同,出现不一样的症状,例如侵犯后腹膜淋巴与神经,会引起剧烈腹痛及下肢水肿。肿瘤侵犯到腹腔时会产生腹腔积液。肿瘤有时也会在局部生长得很大,从体外就能摸到腹部肿块,有时会先转移到左锁骨附近的淋巴结,原发灶却不明显。部分女性胃癌病人,癌细胞会种植到卵巢,形成巨大的卵巢肿瘤,腹部也能触及异常的腹块。胃癌的症状多种多样,有时很难单纯依靠病人症状来作出快速诊断。

　　胃癌所在的位置不同,症状也不同,如肿瘤长在胃的入口贲门处,早期即可能有进食后堵塞的感觉,严重时会造成吞咽困难。若是生长幽门处也就是胃出口,常有饱胀感,食物不易通过,常会有胃酸返流或频繁呕吐胃内食物,医学上称为幽门梗阻。

　　因此,有任何不适且持续时间较长,就应该请教医生,做进一步检查。

患了胃癌早期有哪些症状

许多胃癌病人发现病变时已经到了中晚期,在出现症状后3个月能够得到确诊者不足1/3。早期胃癌发展至进展期,常需要一至两年的时间,胃是较大的空腔脏器,早期胃癌常常没有特异的症状,甚至毫无症状。如有下列信号应引起高度重视。

① 上腹部疼痛:是胃癌最常见的症状。开始为间歇性的隐隐作痛,常常诊断为胃炎或溃疡病等,给予相应的治疗也可以缓解。但应注意的是,胃癌的腹痛与胃炎或溃疡病有所不同,腹痛往往没有诱因(如着凉或进食冷硬食物),而且疼痛没有规律性,治疗后并不能完全消失。

② 上腹部不适:多为饱胀感或烧灼感。可以暂时缓解,反复出现,此症状感觉含糊,不易引起重视。

③ 食欲减退、嗳气等消化不良症状:表现为食后饱胀感并主动限制饮食,常常伴有反复嗳气。

④ 黑便或大便潜血阳性:消化道出血50毫升以上大便可发黑,出血5毫升以上大便潜血即可阳性。胃癌由于受到胃酸刺激,常常会破溃并少量出血,50%~65%的病人早期可表现为大便潜血阳性。如果没有进食带血食物、吃铋剂等药物的情况下出现大便发黑,应尽早来医院检查。

⑤ 乏力、消瘦及贫血:这是另一组常见而又不特异的胃癌症状。病人常常有因食欲减退、消化道失血而出现疲乏软弱等表现。

⑥ 原有萎缩性胃炎或胃溃疡或长期慢性胃病史,近期症状明显加重。

⑦ 中年以上的病人以前没有胃病史,短期内出现胃部

症状者。

⑧ 多年前因胃良性疾病进行过胃大部切除,近期出现消化道症状。

上述病人需高度重视,及时去医院进行检查。

胃内存有息肉会感到不适吗

胃息肉早期可无明显症状,病人一般不易察觉。约半数病人在胃肠钡餐造影、胃镜检查或因其他原因而手术时意外发现。症状以上腹部不适与隐痛最为常见,偶有恶心和呕吐。带蒂的幽门部息肉脱垂可产生餐后中上腹痉挛性疼痛或暂时性幽门梗阻。贲门部息肉可向食管脱垂引起暂时性吞咽困难。息肉可因溃疡而出血。

胃息肉往往无阳性体征。伴出血者可有缺铁性贫血表现。

患了胃平滑肌瘤会有哪些临床表现

胃平滑肌瘤的临床表现常与肿瘤的部位大小、生长方式、并发症类型等有关。出血为最常见的症状,可引起呕血或黑便,其他症状有上腹部疼痛、饱胀不适等。体检时可能发现上腹部肿块,中等硬度,表现光滑、活动、无压痛,进展缓慢。早期或无并发症者常无症状,仅在胃镜检查或胃部手术或尸检时偶然发现。主要症状和体征归纳如下:

① 消化道出血:为胃平滑肌瘤的突出临床表现。有文献报道,发生率达 58%,常呈间断性小量出血,持续时

间不等,偶有大出血导致休克者。出血的发生与肿块受压或由于肿瘤供血不足、中心部缺血坏死及表面溃疡形成等有关。

② 腹痛:由瘤体牵拉、压迫邻近组织或由于消化管蠕动不协调、功能紊乱等引起。常呈隐痛或胀痛部位不确切,大多在消化道出血前或腹部肿块发现前出现。

③ 腹部包块:腹块的触及与否与瘤体的大小及其生长部位生长方式有关。直径大于 5 厘米、腔外型生长者易触及。

④ 其他症状:位于贲门附近较大的肿瘤可发生咽下困难,位于幽门者可有幽门梗阻症状。

患了胃平滑肌瘤有哪些并发症

① 贫血:长期慢性小量出血可以造成缺铁性贫血。

② 幽门梗阻:位于贲门附近较大的肿瘤可发生咽下困难,位于幽门部的巨大平滑肌瘤可以引起幽门梗阻。

患了胃黏膜脱垂会有哪些临床表现

该症多见于 30~60 岁男性。轻症病人可无症状,或仅有腹胀、嗳气等非特异性症状。部分胃黏膜脱入幽门而不能立即复位者,可有中上腹隐痛、烧灼痛甚至绞痛,并可向后背部放射,常伴恶心、呕吐。症状的出现常与病人体位有关。如右侧卧位时轻易发生,左侧卧位时较少,甚至不发生。进食可促进胃的蠕动,有利于胃黏膜脱垂的发生,症状常与进食有明显的关系,但缺乏明显的周期性与节律性。服用碱性药物有时也可使疼痛缓解,但其效果远不如消化性溃疡显著。上腹部压痛可能是该症唯一的阳性体征。当脱垂的黏膜阻塞幽门管而发生嵌顿或绞窄时,上腹部可扪到柔软而有压痛的肿块,并出现幽门梗阻症状,伴或不伴消化道出血。

患了功能性消化不良
会有哪些临床表现

功能性消化不良的临床症状均为非特异性表现,区分功能性消化不良和器质性消化不良是诊断的关键。

功能性消化不良的诊断是建立在症状基础上的,仔细询问病史十分重要,注意有无上腹疼痛、上腹不适、早饱、餐后饱胀、食欲不振、恶心、呕吐等症状。

以腹痛为主要表现者,应注意疼痛的性质、部位,有无节律性,有无伴发呕血、黑便等消化道出血症状;恶心、呕吐者要注意有无呕吐宿食、腹痛等消化道机械性梗阻的情况;以上腹饱胀、食欲不振的病人要注意有无贫血、消瘦、吞咽困难、体重减轻等信号,警惕消化系统恶性肿瘤的发生。

另外,功能性消化不良还要除外其他全身疾病引起的消化不良症状,如有无糖尿病病史、自身免疫性疾病史以及精神病史等,腹部手术后也会引起消化不良的症状,也需除外。

功能性消化不良
可分哪些类型

目前功能性消化不良的临床分类还未统一,在 1999 年制定的罗马Ⅱ分类标准中,将功能性消化不良分为4种亚型。

① 运动障碍型:在消化不良症状中以弥散性、难以精确定位的腹部不适、饱胀或恶心为主。

② 返流样型:以烧心和反胃为主要症状。

③ 溃疡型:以消化性溃疡症状为主,包括定位明确的上腹痛,食物和抗酸剂能缓解疼痛。

④ 非特异性:不能归于以上3类中任意一类的消化不良。

2006年5月通过的罗马Ⅲ标准中,将功能性消化不良分成两大部分:餐后不适综合征和上腹痛综合征,类似于罗马Ⅱ分类中的运动障碍样和溃疡样消化不良。

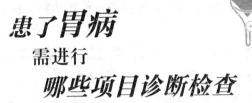

患了胃病

需进行

哪些项目诊断检查

姓名 Name ＿＿＿＿＿＿ 性别 Sex ＿＿＿ 年龄 Age ＿＿＿＿＿

住址 Address ＿＿＿＿＿＿＿＿＿＿＿＿＿＿＿＿＿＿＿

电话 Tel ＿＿＿＿＿＿＿＿＿＿＿＿＿＿＿＿＿＿＿＿＿

住院号 Hospitalization Number ＿＿＿＿＿＿＿＿＿＿

X 线号 X-ray Number ＿＿＿＿＿＿＿＿＿＿＿＿＿＿

CT 或 MRI 号 CT or MRI Number ＿＿＿＿＿＿＿＿

药物过敏史 History of Drug Allergy ＿＿＿＿＿＿＿

怀疑患了胃食管返流病
需做哪些检查

胃食管返流的程度不一，产生的胃食管返流病的临床表现差异较大，症状不明显的轻型返流，病人常常忽略。应根据病人实际情况，选择相关检查，明确有无胃食管返流的存在以及食管炎的程度。

① 内镜检查：内镜是确诊糜烂性胃食管返流病（返流性食管炎）很重要的检查，可以发现和评估食管黏膜损害程度并分级。内镜活检是诊断巴雷特食管的必须手段。由于几乎 50％的胃食管返流病病人没有内镜下返流性食管炎的表现，因此内镜检查在某种意义上不能明显提高胃食管返流病的诊断率，但对糜烂性胃食管返流病有诊断意义。

② 食管动态酸碱度（pH）监测：技术的进步使食管动态 pH 监测成为诊断胃食管返流病非常有价值的方法。食管 pH 作为胃食管返流病诊断"金标准"已被许多大、中型医院采用。其主要意义有：是否存在返流以及确定返流的程度；食管下括约肌（LES）的功能状态；抗返流术术后评价。

③ 放射学检查：放射学检查胃肠道已有近百年的历史。近年来应用的双重对比造影明显提高了对黏膜病变的分辨率，是一项方便可行、易耐受的诊断方法，可以证实胃食管返流病病人是否存在食管裂孔疝、炎症、溃疡或狭窄，对返流性食管炎的敏感性为 22％~95％。但 X 线检查对诊断巴雷特食管敏感性很低。

④ 食管胆汁监测：随着胆盐监测技术的进步，胆盐对食管黏膜的损害备受关注。研究发现，有不少非糜烂性胃食管返流病病人在 24 小时食管 pH 监测中，酸暴露正常而

存在十二指肠内容物返流。便携式 Bilitec 2000 胆汁监测仪即用于评估胆汁返流,如能同时进行 pH 监测,可提高胃食管返流病的检出率。

⑤ 食管测压:食管测压技术的应用,大大方便了对食管运动和食管下括约肌(LES)功能的评价。该方法虽然不能作为诊断胃食管返流病的必备检查,但对评估返流病因有意义,对抑酸治疗效果不明显或长期服药不能停药,决定是否进行贲门成形术或内镜下介入治疗尤为必要。

⑥ 食管放射性核素检查:食管放射性核素检查是1972 年由 Kazemn 报道的非侵入性检查方法,它克服了食管测压和 X 线成像术的局限性,不仅能动态观察食管运动和食物通过时间,还能量化。但放射性核素检查属短时监测,其敏感性和特异性均不如食管 pH 监测。

胃食管返流病的诊断可以根据不同的目的选择不同的检查方法,如要求明确是否存在异常返流,可选择食管 pH 监测;要求明确是否有食管黏膜损伤,可做内镜检查加活检、上消化道钡餐等;若希望判断疾病的预后,可做食管压力测定、食管 pH 值监测等。

胃镜检查正常可以排除胃食管返流病吗

胃镜检查是确诊胃食管返流病很重要的诊断方法,可发现和评估食管炎损伤并分级;内镜活检是诊断非糜烂性胃食管返流病和巴雷特食管的必须手段。半数以上胃食管返流病病人在内镜下无返流性食管炎表现,如非糜烂性胃食管返流病是由胃食管返流引起的,有典型症状存在,包括烧心和酸返流,以及胸痛和食管外表现(咳嗽、声嘶、哮喘等),而上消化道内镜检查无食管黏膜破损存在。因此,内镜检查在某种意义上不能明显提高胃食管返流病的确诊率,即胃镜检查可确诊返流性食管炎、巴雷特食管,但不能排除非糜烂性胃食管返流病。

怎样确诊返流性食管炎

有典型的返流性食管炎症状,如烧心、反酸、胸骨后灼痛等或食管外症状,胃镜检查见食管下段黏膜破损,即可诊断为返流性食管炎。

1994 年,第 10 届世界胃肠病会议所推荐的分类法,即洛杉矶分类法,将返流性食管炎分为 4 级。

A 级:病灶局限于食管黏膜皱襞,直径小于 0.5 厘米。

B 级:病灶仍局限于食管黏膜皱襞,相互不融合,直径大于 0.5 厘米。

C 级:病灶在黏膜顶部有融合,累及了部分食管壁。

D 级:病灶出现相互融合,而且病变至少累及大于 75％以上的食管壁周围。

洛杉矶分类是根据病变程度较为精细的分类法,将食管狭窄等病变归为返流性食管炎的并发症,不作为分类的依据,这样将返流性食管炎的病变程度向前提了一步,有利于对早期轻、中度返流性食管炎的判断。

怎样利用质子泵抑制剂
诊断胃食管返流病

质子泵抑制剂治疗试验,即用质子泵抑制剂作诊断性治疗,也是评价胃食管返流病是否存在的一项有效方法。通常对怀疑胃食管返流病病人或者存在返流症状的病人,给予标准或者加倍剂量的质子泵抑制剂,每日 2 次,治疗 1 周,观察临床症状的变化。诊断性治疗应用于内镜下无糜烂、不愿接受 24 小时 pH 检测或者年轻的初治病人。对症状不典型、有食管外症状的病人,阳性结果(治疗有效)更有意义。

质子泵抑制剂治疗试验无创伤性,可用于任何人,并在短期内作出诊断,敏感性可达 75%,并可避免部分检测阴性而不能得到充分治疗的病人,尤其对一些初级医疗单位病人及胃食管返流病相关食管外症状。若治疗后症状无缓解,可进行上消化道内镜检查和 24 小时动态 pH 监测进行症状评分,以明确病理改变或观察酸返流情况。

与内镜检查和 24 小时动态 pH 监测相比,质子泵抑制剂治疗试验诊断胃食管返流病的敏感性为 75%,特异性为 55%。作为一种诊断性试验,质子泵抑制剂试验简化了胃食管返流病的诊断过程,但考虑到中国人食管癌、贲门癌及胃癌的发病率远高于欧美人。因此,有条件的病人还是以做胃镜检查为宜。

患了慢性胃炎需进行哪些项目检查

① 胃镜和活组织检查:是诊断慢性胃炎最主要的方法。胃镜下慢性胃炎的主要改变是黏膜充血、水肿,呈花斑状红白相间的改变,且以红为主,或呈麻疹样表现,有灰白或灰黄色分泌物附着,可有局限性糜烂和出血点。当腺体萎缩明显时,黏膜失去正常的橘红色,可呈淡红色、灰色、灰黄色或灰绿色;重度萎缩时呈灰白色,色泽深浅不一,皱襞变细、平坦,黏膜下血管透见如树枝状或网状。胃镜检查的

专家诊治 胃病

患了胃病需进行哪些项目诊断检查

025

优点是医生能够用肉眼直接观察黏膜充血、水肿及色泽改变等变化,同时可看清食管、胃和十二指肠的内部情况,排除或明确诸如溃疡、息肉、肿瘤等病变。对于可疑病例,还能通过钳取胃黏膜组织进行病理检查,同时还能检查有无幽门螺旋杆菌的感染。

② 胃肠 X 线钡餐检查:患慢性萎缩性胃炎时餐钡双重造影显示胃黏膜皱襞减少、平坦。胃窦胃炎 X 线可表现为胃窦黏膜呈钝锯齿状及胃窦部痉挛,或幽门前段持续性向心性狭窄、黏膜粗乱等。钡剂造影的优点是痛苦小,病人耐受性好。不足之处是一般情况下这种检查只能对病变作定位诊断,不能作定性诊断,且对于慢性浅表性胃炎等轻微病变,不易觉察,漏诊率高。

③ 胃酸测定:浅表性胃炎胃酸正常或偏低,A 型萎缩性胃炎可明显降低,甚至缺乏。B 型萎缩性胃炎胃酸可正常。

④ 幽门螺旋杆菌测定:可通过胃黏膜活检组织直接图片或组织切片镜检、尿素酶快速试验、细菌培养及 ^{13}C 或 ^{14}C 尿素呼吸试验等方法检测。

患了慢性胃炎一定要做胃黏膜活检吗

在做胃镜检查时,用活检钳钳取胃黏膜组织,然后将取得的黏膜组织送病理检查,以获得局部病变的组织病理学诊断,这就是胃黏膜活检。慢性胃炎病人往往在胃镜检查的同时行胃黏膜活检。有的在复查胃镜时也可能会再做 1 次活检。做活检有以下几方面的原因及价值:

① 判断慢性胃炎的类型和病理诊断:根据胃黏膜活检的病理能判断慢性胃炎的病理类型、有无肠上皮化生、异型

增生等病变,后者是胃癌癌前病变。胃黏膜活检对于慢性胃炎的诊断、治疗和预后判断有很重要的意义。

② 追踪复查,及早发现癌变:大多数胃癌通过胃镜观察即可初步诊断,进一步确诊需行胃黏膜活检。活检可以防止误诊和漏诊,并能发现肉眼无法确定的早期胃癌。另外,慢性萎缩性胃炎有6％~10％可能发生癌变,除应严格治疗外,重点追踪及时复查至关重要。

③ 判断有无幽门螺旋杆菌感染:幽门螺旋杆菌是20世纪80年代初期才从胃黏膜内发现的,目前已经证实幽门螺旋杆菌与慢性胃炎关系密切,可能是形成慢性胃炎的重要原因之一。慢性胃炎病人可在黏膜活检时从胃内取一小块黏膜,放入快速尿素酶诊断试剂中,可确定有无幽门螺旋杆菌感染。

怎样诊断急性单纯性胃炎

急性单纯性胃炎是临床最常见的急性胃炎的类型。根据病史、临床表现,诊断并不难。关键是要与早期急性阑尾炎、急性胆囊炎、急性胰腺炎等疾病鉴别。

① 病史:有暴饮暴食、进不洁食物、酗酒、或刺激性药物史。

② 临床表现:发病急,突然出现上腹部不适、恶心、呕吐、腹痛或伴腹泻,黄色水样便。

③ 实验室检查:内镜检查有助于诊断和鉴别诊断。

其他类型急性胃炎的诊断特点

① 急性糜烂性胃炎的诊断:主要依据病史和临床表

现,确诊需要靠急诊内镜检查。超过 48 小时,病变可能已经不复存在了。

② 急性腐蚀性胃炎:首先要问清病史,着重了解腐蚀剂的种类、吞服的时间与剂量,收集剩下的腐蚀剂作为化学分析。在急性期内禁忌做 X 线钡餐及胃镜检查,以免食管和胃穿孔。

③ 急性化脓性胃炎:有全身严重感染病史,周围血白细胞增多,以中性粒细胞为主,粪便隐血可为阳性。

急性胃炎需与哪些疾病相鉴别

急性胃炎多数急性起病,症状轻重不一,对急性胃炎的准确诊断有助于疾病的治疗。在临床上,急性胃炎需与下列疾病鉴别。

① 急性胆囊炎、胆石症:有反复发作的腹痛,常以右上腹为主,可放射至右肩、背部。查体时注意巩膜、皮肤黄疸,右上腹压痛、莫非征阳性,或可触到肿大的胆囊。B 超检查有助于诊断。

② 急性阑尾炎:该病早期可出现上腹痛、恶心、呕吐。但随着病情的进展,疼痛逐渐转向右下腹,且有固定的压痛及反跳痛,多伴有发热、白细胞增高、中性粒细胞明显增多。

③ 急性胰腺炎:有饮酒或胆道结石病史,可出现上腹部疼痛、恶心等症状。实验室检查有血、尿淀粉酶和脂肪酶升高,B 超和 CT 有助于诊断。

④ 其他:大叶性肺炎、心肌梗死等发病初期可有不同程度的腹痛、恶心、呕吐。详细询问病史、体格检查及必要的辅助检查,不难鉴别。

怎样知道患了胆汁返流性胃炎

胆汁返流入胃是常见现象,但并不是每个人都有胆汁返流性胃炎症状。胆汁返流性胃炎的发生还可能与胃排空障碍、胆酸成分改变、胃液中存有细菌和胃液中钠浓度等有关。怀疑有胆汁返流性胃炎,该去医院做哪些检查呢?一般来说,如果有明确的胃部手术、胆囊切除术等病史,结合典型的临床症状,可以通过胃镜检查来诊断。胆汁返流性胃炎胃镜下可直接看到胃液较多,呈草绿色,胃黏膜充血、水肿或呈糜烂;幽门口开放,胆汁从十二指肠通过幽门返流至胃,病理活组织检查提示胃炎。胃吸出物测定其中胆酸含量,如空腹基础胃酸分泌量(BAO)小于3.5毫摩/小时,胆酸超过30微克/毫升,可确诊胆汁返流性胃炎。另外,放射性核素测定也可以通过描记胃内放射性核素的含量,用以了解肠胃返流的程度。

患了消化性溃疡应与哪些疾病相鉴别

消化性溃疡是临床常见疾病,需与下列疾病鉴别:

① 功能性消化不良(非溃疡性消化不良,NUD):功能性消化不良是指有消化不良症状、无溃疡或其他器质性疾病者。此症颇常见,多见于年轻妇女。有时症状酷似十二指肠溃疡,但X线及胃镜检查无溃疡。可有胃肌张力减退,表现为餐后上腹饱胀不适、嗳气、反酸、恶心和无食欲,服用制酸剂不能缓解,服用甲氧氯普胺(胃复安)或多潘立酮

（吗丁啉）后可获改善。病人常有神经官能症表现，诸如焦虑失眠、神经紧张、情绪低落、忧郁等。也可伴有肠道易激综合征，表现为结肠痉挛性腹痛或无痛性腹泻，心理治疗或镇静安定剂有时奏效。

② 慢性胃、十二指肠炎：常有慢性无规律性上腹痛，胃镜检查示慢性胃窦炎和十二指肠球炎但无溃疡，是主要的诊断和鉴别手段。

③ 胃泌素瘤：也称佐林格埃利森（Zolinger-Ellison）综合征，是胰腺非 β 细胞瘤分泌大量胃泌素所致，特点是高胃泌素血症、高胃酸分泌，以及多发性、难治性消化性溃疡。肿瘤往往很小（小于 1 厘米），生长慢，半数恶性。胃泌素过度刺激使壁细胞增生，分泌大量胃酸，使上消化道包括空肠上段经常浴于高酸环境，导致多发性溃疡，以位于不典型部位（球后十二指肠降段和横段甚或空肠远段）为其特点。此种溃疡非常难治，常规胃手术后多见复发，且易并发出血、穿孔和梗阻。1/4～1/3 病例伴腹泻。诊断要点：a. 基础胃酸分泌过度，常大于 15 毫摩/小时。b. 非典型位置的多发性溃疡。伴胃内大量胃液和增粗的胃黏膜皱襞。c. 难治性溃疡，常规胃手术不奏效，术后易复发。d. 伴腹泻。e. 血清胃泌素大于 500 纳克/升（正常小于 100 纳克/升）。药物疗效不佳，常需切除肿瘤或做全胃切除术。

④ 胃癌：胃溃疡与溃疡型胃癌之区别极为重要，但有时比较困难。一些溃疡型胃癌在早期，其形态和临床表现可酷似良性溃疡，甚至治疗后可暂愈合（假愈），故有主张对所有胃溃疡病人进行胃镜检查，在溃疡边缘做多点活检，明确溃疡的性质。

⑤ 钩虫病：钩虫可引起十二指肠炎，发生出血，甚至出现黑粪，症状可酷似消化性溃疡。胃镜检查在十二指肠可

见到寄生的钩虫和出血点。凡来自农村有消化不良症候者,应常规做粪检寻找钩虫卵。驱虫治疗有效,可与十二指肠溃疡鉴别。

⑥ 胃黏膜脱垂症:该症可有上腹痛,由于脱垂间歇出现症状也可呈间歇性。一般上腹疼痛并无溃疡的节律性或夜间痛,抑酸剂不能缓解,但可因体位(左侧卧位或床脚抬高)变动缓解。诊断主要依靠 X 线钡餐检查示十二指肠球部有"葶样"或"伞状"缺损阴影。

⑦ 胆囊炎及胆石症:该病中年女性较多见,也可引起慢性、复发性上腹痛,有时误诊为消化性溃疡。疼痛一般缺乏溃疡的节律性,往往因进食而发作,如有典型胆绞痛,Murphy 征阳性,急性发作时常有发热及黄疸。胆囊造影、B 超及 ERCP(内镜逆行胆胰管造影)检查可以确诊。

怎样诊断消化性 溃疡合并穿孔

消化性溃疡合并穿孔发病率为所有溃疡病例的 5%~10%,十二直肠溃疡急性穿孔较胃溃疡穿孔多见,占所有溃疡急性穿孔的 90%。多数病人有明确的溃疡病史,少数病人无溃疡病史,以溃疡穿孔为首发症状,尤以老年病人多见。消化性溃疡合并急性穿孔的阳性体征与穿孔持续时间及腹腔污染程度有关。如果穿孔小、很快被封闭,只引起局限性腹膜炎,肌紧张局限于上腹部,下腹部仍软,压痛与反跳痛也只在上腹部,腹部仍可听到肠鸣音,病人在短期内即可恢复。如果穿孔不能很快封闭,溃疡急性穿孔后,具有强烈刺激胃十二指肠消化液及食物流入腹腔,刺激腹膜,出现典型的腹

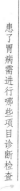

膜刺激征。病人可出现进行性的血压降低、发热和急性腹膜炎体征。急性腹膜炎体征为腹部压痛、反跳痛和腹壁强直。腹壁压痛常以上腹部最显著,由腹壁肌肉痉挛引起的腹壁坚硬如板,称板样强直。肝浊音界可缩小或消失,提示腹腔内有游离气体。一般病程进入细菌性腹膜炎阶段,腹腔内常有1 200~2 000 毫升的液体,故可叩出移动性浊音。半数以上病人白细胞升高,20%病人血清淀粉酶升高。由于老年人机体反应差,对疼痛刺激不敏感,加上腹壁肌肉萎缩或脂肪堆积,使腹膜刺激征不典型,易误诊或漏诊。

临床上对突发上腹疼痛,伴腹胀、肠鸣音减弱或消失的病人,应考虑消化性溃疡穿孔的可能,腹部 X 线检查、腹腔穿刺和 B 超有助该病的诊断。80%的消化性溃疡穿孔病人 X 线检查示右膈下可见到游离气体影。对腹部 X 线检查阴性而又高度怀疑消化性溃疡穿孔者,采取以下措施可提高阳性率:a. 左侧卧位 5~10 分钟后再行腹部 X 线检查。b. 经胃管注入空气 150~300 毫升,站立位行腹部 X 线检查。对腹部 X 线检查阴性,又不能除外消化性溃疡者,应进行腹腔穿刺检查。若穿刺液中含有黄色胆汁或食物残渣,即可明确诊断。

另外,消化性溃疡穿孔常需与下列疾病鉴别:严重的胆道或肾源性绞痛、肺炎或肺栓塞、急性胰腺炎、急性阑尾炎并发穿孔、肠梗阻、宫外孕、呕吐后的食管破裂及腹主动脉瘤破裂。

内镜检查可诊断
杜氏溃疡(Dieulafoy)病吗

内镜检查是该病首选的诊断方法,特别对活动性或近期出血病变的诊断率高,其确诊率高达74%~93.7%。位置特殊及病变微小是Dieulafoy病的两大特点。该病好发于胃左动脉供血的胃小弯侧,病灶80%位于小弯侧贲门下6厘米以内。Dieulafoy病内镜下表现直接证据是:病灶为孤立性数毫米至10毫米,圆形或椭圆形糜烂或浅表溃疡;活动性出血时,中央可见小动脉搏动性喷血;黏膜上显露一条血管附有凝血块,周围未见溃疡。近期出血可见病灶基底呈棕褐色血栓或血痂或见到隆起小动脉,或息肉状隆起,表面糜烂、喷血。内镜下表现间接证据为:血痂附着于黏膜表面,周边渗血,或胃腔、十二指肠球部充满新鲜血,波动感与脉搏一致。

检查幽门螺旋杆菌有哪些方法

　　诊断幽门螺旋杆菌的临床方法很多,主要可分侵入性和非侵入性两大类。侵入性方法需取得胃黏膜组织,一般通过胃镜活检取得标本,取出的胃黏膜组织通过细菌培养、病理组织学和尿素酶试验等方法诊断。非侵入性方法主要包括血清学检查、核素标记(如^{13}C或^{14}C)尿素呼气试验以及近年开始使用的粪便样本中幽门螺旋杆菌抗原检测等方法。临床医生可根据需要和实际情况选择上述诊断方法。一般来说,需接受胃镜检查者宜首选尿素酶法,因其价廉并能快速获得结果。镜检时加取胃窦和胃体标本保存,如尿素酶阳性可不送检病理,如阴性应加送病理组织学检查,以排除假阴性。需得到细菌耐药性结果者和作菌株研究及传代者应选用细菌培养。追踪幽门螺旋杆菌根除的临床疗效可选无侵入性的尿素呼气试验。血清学检查多用于流行病学调查,对有上消化道症状的病人可作为选送胃镜检查,以发现器质性疾病的筛选检查。

另外,还有一些以科研为目的的检查方法,包括分子生物学技术,如聚合酶链反应(PCR)、原位杂交术,用于微量检测或菌种鉴定等。检测标本可用胃黏膜组织、牙垢、唾液、粪便和纯化幽门螺旋杆菌等。

何谓快速尿素酶试验检查

1984 年,国外研究者 Langenberg 发现幽门螺旋杆菌的一个很重要的特征是能够产生大量的尿素酶。近年来的研究表明,幽门螺旋杆菌所产生的尿素酶具有很高的酶活性,约为变形杆菌所产生尿素酶的 20~70 倍,是目前已知细菌尿素酶中最强的。尿素酶对幽门螺旋杆菌具有自身保护作用,它能水解尿素,生成氨和二氧化碳,氨能在幽门螺旋杆菌菌体周围形成一层保护性"氨云",中和胃酸,使局部的 pH 值升高,便于细菌定植致病。根据这一原理,Marshall 等设计了快速尿素酶试验用于诊断幽门螺旋杆菌感染。检验试剂中含尿素、pH 指示剂(酚红)、防腐剂和缓冲剂,可制成试液、琼脂和纸片等。活检取样通常在胃窦,为提高敏感性也可在胃体钳取一块组织。标本放置于试剂后观察颜色变化,判断结果,时间在 30 分钟至 24 小时之间,视试剂性能而定。pH 指示剂在酸性条件下(pH 小于6.8),酚红呈黄褐色,若试剂颜色由黄褐色变为红色或紫红色(pH 大于8.4),判为阳性;若试剂颜色不变则为阴性。该法特别适合在基层单位采用,准确性可达 90% 以上,是目前临床上最常用的诊断方法。

胃黏膜涂片各种染色法检测幽门螺旋杆菌有何优缺点

在获取胃黏膜标本后可制成病理组织涂片,给予各种染色以明确有无幽门螺旋杆菌感染。虽然染色方法较多,但目前还没有一种染色方法是最理想的。这里简单介绍几种染色方法及其优缺点。常规苏木素—伊红(H－E)染色观察,组织清晰,肠化区域较明显,但判断有无幽门螺旋杆菌不太可靠。对幽门螺旋杆菌的识别可再加上一种特殊染色,包括银染色(Warthin-Starry)、姬姆萨型染剂染色。其中银染色的银染颗粒沉淀在细菌上,与组织对比明显,诊断准确率很高,但检查的操作较复杂、时间较长,染色的技术要求高,一次性的银染液成本较高,试剂配制不稳定时可影响检测结果。姬姆萨染色简便、价廉,但不能长期保存,且有假阳性。

幽门螺旋杆菌细菌培养有哪些用途

胃黏膜细菌培养分离幽门螺旋杆菌,是非常成熟的诊断幽门螺旋杆菌的方法之一,目前被认为是诊断幽门螺旋杆菌的金标准。幽门螺旋杆菌生长需要营养丰富的培养基。幽门螺旋杆菌分离的培养基分为非选择性和选择性两类。选择性培养基中加入了一定浓度可抑制其他菌生长的抗生素,不易生长杂菌。幽门螺旋杆菌对培养基的 pH 值有一定的要求,通常采用中性或弱碱性培养基。为提高阳性率,应采用新鲜配制的培养基。幽门螺旋杆菌对环境的要求也比较高,需微氧环境(环境氧要求 5%～8%),最适宜温度为 35~37℃。细菌学培养方法能直接证明幽门螺旋杆菌的存在,无假阳性出现,可做细菌药敏和耐药实验,对不同菌株做遗传学研究。但要求较高的条件和技术,同时,受是否正确取样、是否正确选择培养基及培养时间的影响,可能出现假阴性。因此,一般不适于基层医院使用。

何谓尿素呼气试验检查

由于幽门螺旋杆菌在体内产生大量的尿素酶,可将尿素分解为氨和二氧化碳,二氧化碳在小肠上端吸收后进入血液循环,最后随呼气排出。让受检查者口服^{13}C或^{14}C标记的尿素后,如果胃有幽门螺旋杆菌感染,可以将^{13}C或^{14}C标记的尿素分解为^{13}C或^{14}C标记的二氧化碳。因此,用高精度的气体放射性核素比值质谱仪来探测呼气中^{13}C－二氧化碳或^{14}C－二氧化碳的增加,即可诊断幽门螺旋杆菌是否感染。口服的^{13}C－或^{14}C－尿素到达胃后呈均匀分布,只要在^{13}C－或^{14}C－尿素接触的部位存在着幽门螺旋杆菌感染,就可灵敏地检测到。^{14}C－尿素呼气试验具有放射性,目前推广应用^{13}C－尿素呼气试验。

做^{13}C－尿素呼气试验 检查应注意些什么

a. 试验前必须禁食:大量饮食(如喝牛奶等)可在感染不很严重时稀释幽门螺旋杆菌尿素酶活性,出现假阴性。
b. 如果受检查者在接受该项检查以前的 2~4 周内,因为其他目的而口服 3 天以上(有时甚至是更短的天数)抗生素时,有可能会对幽门螺旋杆菌产生抑制而导致假阴性的结果。为避免此种情况的发生，应在停药 4 周后再接受检查，其他可能影响结果的药物有抑酸剂、铋剂等，也应停药 2 周以上。c. 在整个检查过程中应保持安静（坐、卧位均可）状态，在检查过程中有较剧烈的活动，会使服食^{13}C–尿素试剂后的高峰提前，可能影响检测结果。d. 有严重呼吸功能不全，会明显影响本试验的测定结果。

做^{13}C–尿素呼气试验 检查有哪些优点

^{13}C没有放射性，尿素也是人体内正常成分，广泛存在于血液、脏器、乳汁中，即使口服大大超过检查所需的剂量，也不会有任何不良反应。此法适用于任何年龄的受检查者，病人依从性好，结果客观可靠，可以作为仅次于细菌培养的诊断金标准，是一种安全、准确、无创伤的检测幽门螺旋杆菌的方法，并可在短期内多次重复检查。本法唯一缺点是对呼吸功能不良的病人，可影响本试验的准确性。

^{13}C–尿素呼气试验对幽门螺旋杆菌检测研究中的应用范围有：a. 内镜检查前普查，可减轻内镜工作负荷；b. 用其他方法（如钡餐）发现有溃疡病需检查幽门螺旋杆菌时；c. 胃镜发现溃疡但不宜做活检时（如抗凝治疗）；d. 抗幽门螺旋杆菌治疗疗效评价；e. 判断幽门螺旋杆菌感染是否根除或复发；f. 流行病学研究，了解幽门螺旋杆菌实时感染，而非曾经感染情况；g. 儿童非侵入性检查；h. 动物模型中的应用。

哪些检查方法是诊断幽门 螺旋杆菌感染的金标准

检测幽门螺旋杆菌感染的金标准主要有：

① 侵入性检查中细菌培养是最具科学性的诊断金标准：现在幽门螺旋杆菌耐药菌株日趋普遍，了解耐药性对临床用药极为重要，而幽门螺旋杆菌培养能提供细菌耐药性资料，为临床制订根除幽门螺旋杆菌的方案提供参考。培养幽门螺旋杆菌还可分型、作菌株鉴定，以及对细菌特性和致病机制等研究。幽门螺旋杆菌培养特异性近100％，敏感性在80％～95％之间。

② 病理组织学检测准确性高达90％以上，是临床最常用的另一诊断金标准。为提高诊断敏感性，按悉尼会议专家小组推荐，应从胃窦和胃体用大号活检钳各取2块活组织送检，取样部位最好在小弯和大弯处。特别是经药物治疗后病例，更应多点取样。

③ ^{13}C - 尿素呼气试验：是利用幽门螺旋杆菌有丰富尿素酶，可分解标记尿素产生$^{13}CO_2$及氨的特性，让受检者口服^{13}C - 尿素试餐。有幽门螺旋杆菌感染的病人，试剂尿素被分解产生$^{13}CO_2$，经小肠吸收，从肺呼出，检测呼气中核素可测知感染。^{13}C没有放射性，无不良反应，不污染环境，可适用于任何年龄，但需用精密的气体核素比值质谱仪，价格昂贵。该法准确性高，无创伤性，可反映幽门螺旋杆菌的活动感染，便于追踪临床疗效，临床应用较广。

哪些病人应进行幽门螺旋杆菌检测

通常认为幽门螺旋杆菌感染是一种具有很大危害性的可传播的疾病，主要推荐对症状性幽门螺旋杆菌相关性疾病进行根除细菌治疗，仅少数情况下主张进行预防性根除治疗（如胃癌或消化性溃疡家族史）。现在的焦点已从先前所关注、对哪些疾病需进行根除治疗,转变为在何种情况下必须进行幽门螺旋杆菌检测,并对哪些检测阳性者进行治疗。目前国际上提议的最新检测指征如下:

① 应该检测者:a. 消化性溃疡病人,不论溃疡活动与否、出血与否。b. 胃黏膜相关淋巴组织(MALT)淋巴瘤者。c. 急性胃炎、慢性胃炎伴明显胃黏膜异常(指胃黏膜糜烂、中 – 重度萎缩、中 – 重度肠化、不典型增生)、淋巴细胞性胃炎、增生性胃病。d. 胃增生性息肉、胃腺瘤者。e. 上皮细胞样细胞增生或类癌者。f. 胃癌术后(包括内镜下切除,进展期和早期胃癌术后)、异型增生内镜下切除术后者。

② 推荐或建议检测者:a. 有胃癌或消化性溃疡家族史者。b. 未经检查的非溃疡性消化不良者(可能是幽门螺旋杆菌阳性的消化性溃疡)。c. 强烈要求治疗者。

③ 是否检测有争议者:a. 胃食管返流性疾病不伴十二指肠溃疡者。b. 经检查明确为非溃疡性消化不良者。c. 无消化性溃疡、计划服用非甾体类消炎药者。

④ 对于胃肠道外疾病者一般不推荐检测。

各地区在幽门螺旋杆菌感染率、幽门螺旋杆菌相关疾病发病率、经济状况、政府决策部门或医疗保险机构的认可程度等方面不尽相同,对该指征的执行情况也会有所差异。

～ 患了胃癌有哪些诊断方法 ～

用于胃癌的诊断方法很多,目前临床常用的是:

① 内镜检查(胃镜):是诊断胃癌最直接、准确有效的诊断方法。内镜检查发现可疑病灶时,可以取活检做病理学检查,病理检查发现恶性细胞即可确诊为胃癌。

② X 线检查:气钡双重造影可清楚显示胃轮廓、蠕动

情况、黏膜形态、排空时间,有无充盈缺损、龛影等。检查准确率近80%。X线钡餐检查时发现胃中溃疡大于2.5厘米,龛影形状不规则,边缘不整齐,附近胃壁僵直,蠕动消失,溃疡周围黏膜皱襞粗乱或消失;或有突入胃腔内的充盈缺损,边缘不规则,黏膜破坏或中断,经多次观察其形态不变;或有弥散永恒性环状狭窄,胃壁僵硬,无蠕动波,整个胃缩小等。以上症状可分别考虑为溃疡型、巨块型、弥散性胃癌。

③ 脱落细胞学检查:有的学者主张临床和X线检查可疑胃癌时行此检查。若胃液脱落细胞学检查发现有癌细胞即可确诊。

④ 超声内镜检查:增加了内镜的诊断范围,同时缩短了超声探头与靶器官的距离,使超声分辨率更高。超声胃镜检查早期胃癌和进展期胃癌的准确率达90%,判断癌种类型以及浸润深度的准确率可达70%~80%。超声内镜还有助于发现早期胃癌有无局部淋巴结转移。

⑤ 实验室检查:a.胃酸:早期可疑胃癌,游离胃酸降低或缺乏,注射组胺后胃液中仍无游离酸时,胃癌可能性大。b.血常规:血红蛋白降低或多次出血兼见顽固性胃痛,多为胃癌的表现。c.粪便隐血:在严格控制饮食(如受试者禁肉食3天)条件下,粪便隐血持续阳性,对胃癌诊断有一定参考价值。

⑥ 免疫学检查:较多是一些肿瘤标记物,如癌胚抗原(CEA)、糖链抗原(CA19-9)等。

⑦ B超:可了解周围实质性脏器有无转移。

⑧ CT检查:了解胃肿瘤侵犯情况、与周围脏器关系、有无切除可能。

上述方法中胃镜诊断是诊断各期胃癌的最准确和可信

的办法,可以直接取活检做病理检查,是检查胃癌的首选方法,是诊断胃癌的金标准。在早期胃癌的诊断方面具有不可比拟的价值。由于做胃镜较其他检查方法痛苦,所以依从性受一定的影响,但最近开展了无痛胃镜技术,很好地解决了这个问题。它将传统胃镜结合最新无痛技术,让病人在真正舒适的状态下轻松接受检查,全无恶心、呕吐的感觉。

X线钡餐检查能诊断胃癌吗

所谓钡餐造影是喝入钡剂再照X线摄片,从所摄相片上观察病灶并作诊断。消化道为软质组织,一般X线摄影无法将它照出来,钡剂X线无法透过,所以可用作显影剂。检查时先喝钡剂,再让病人变换不同体位进行摄片。除钡剂外,还可利用空气作对比。将消化道的轮廓与黏膜变化呈现出来,这时可据以判断胃里的病灶。若有肿瘤,或是溃疡边缘不规则、周围皱襞突然中止、变小或融合成杵状,就要考虑是否是胃癌。此外,在摄片时发现胃壁僵硬、蠕动不规则、失去扩张性也要特别小心。一般的恶性病灶在上消化道X线摄影也大多能检查出来,但是较早期的胃癌或是较小的病灶,X线检查很容易忽略掉或根本看不见。

X线钡餐检查好处是检查时没有痛苦,又可观察消化道蠕动情况,缺点是有病变时无法直接取得组织切片做进一步的病理诊断。因此,用钡餐检查发现异常时,必须再接受胃镜检查做活检,行组织病理学检查确定诊断。对于老年人、儿童、脊柱严重畸形、有心血管并发症难于耐受胃镜检查者,以及恐胃镜者,胃肠钡餐X线检查应是除胃镜外的首选方法。

超声内镜检查对诊断
胃癌有哪些作用

超声波能被气体反射回来,普通 B 超检查对胃、肠等含气的空腔脏器不敏感,不作为常规检测手段。但近年来超声内镜技术的应用,使胃肠超声的临床价值有了一定的提高。它有助于胃肠黏膜下肿物的发现,观察肿瘤的内部结构及浸润深度,观察肿瘤是否向肝、胰、肾上腺等脏器转移,腹腔有否肿大淋巴结,盆腔有否肿块等,对恶性肿瘤的术前分期、评价治疗效果和术后随访均有很大临床意义,是胃镜和 X 线钡餐检查的补充手段。目前临床使用尚不成熟。

CT 检查能诊断胃癌吗

随着设备的完善和发展,CT 扫描速度和分辨率显著提高,加上近年来胃肠道造影剂的改进和合理选用,在 CT 图像上胃肠道壁和软组织块影显示十分清楚,与周围结构的关系一目了然,为胃肠道的 CT 检查提供了客观条件。其应用指征:a. 恶性肿瘤的术前分期和评估;b. 腔内、壁内和腔外肿块的鉴别;c. 恶性肿瘤治疗后随访;d. 凡有消化道症状,如体重减轻、腹部疼痛和消化道出血,临床不能确定病变部位者,进行搜索检查;e. 其他检查技术,如钡餐和内镜未发现明确病变或仅为可疑,应用 CT 做进一步检查。但CT 只能作为一种补充手段,不能取代常规的钡餐和内镜检查技术诊断胃癌。

磁共振成像检查对
诊断胃癌有哪些帮助

　　磁共振成像检查是利用磁共振的原理成像。人体各组织器官由各种物质组成，每一种物质由分子组成，分子由原子组成，原子由原子核和电子组成。每一个原子核内部都有质子，并不停地自旋运动，并且产生相应的磁场。多个原子在一起，磁场相互抵消。但把原子核置于一个强大的磁场中，并且应用与质子运动频率相同的射频脉冲激发原子，可产生共振效应，称为磁共振。在这一过程中原子核吸收能量处于高能状态，如果去掉射频脉冲，处于高能状态的原子核会恢复到原来的状态，释放出能量，并按一定频率向四周辐射，用检测器接受这些信号并经电子计算机处理转换为图像，这就是磁共振图像。通常检测人体中氢原子，因氢原子分布广，各器官、组织，以及发生病变部位的密度有差异，所以显示出来的磁共振图像有差别，从而对病变作出判断。

　　已经证实磁共振（MRI）对大脑、脊柱、肝、胰等实质性器官具有很高的诊断价值，并能从不同角度成像，而且没有放射线的危害作用。但由于胃是一空腔器官，早期胃癌往往肿块小，磁共振图像上显示不满意。当肿瘤侵犯胃壁或突破胃侵及邻近器官时，磁共振可清晰显示肿瘤的大小和浸润情况。因此，磁共振不宜作为早期胃癌的诊断方法，可作为胃镜、钡餐检查的辅助手段，提供胃镜和钡餐检查难以确定的肿块浸润深度和转移情况，为确定外科手术方案及其他治疗提供依据。

肿瘤标记物能诊断胃癌吗

肿瘤标记物是指患某种肿瘤时，其体内有某种特异物质出现，可通过检测肿瘤标记物来发现肿瘤。目前认为肿瘤标记物是先进而有希望的诊断方法。胃癌是我国多发的肿瘤之一，如能发现特异的标记物，无疑将为早期发现胃癌创造有利条件，并可用于普查。研究发现，胃癌病人的胃液中存在胃癌抗原（GCA），阳性率为 80％ 左右；血液中存在癌胚抗原（CEA），阳性率为 42％～92％；CA19 –9 是一种相对高分子量的糖蛋白，在多种腺癌中血清 CA19 –9 水平均升高，对胰腺癌、胃肠癌、肝胆癌敏感性较高。检验胃液中的胃癌抗原或血液中的癌胚抗原及糖链抗原 CA19 –9 对诊断胃癌有帮助，但是这些标记物对胃癌的特异性不强，不能视为确诊胃癌方法。

癌胚抗原应用较多，它可以反映一部分胃癌及其预后情况，常作为诊断胃癌的参考指标之一。癌胚抗原与胃癌的预后及手术后有无复发也有一定关系。分化好的胃癌组织，癌胚抗原含量少或无，分化相对较低的胃癌，癌胚抗原含量多，同时癌胚抗原含量多的往往出现胃壁浸润和广泛转移。癌组织中癌胚抗原含量越多，预后越差。胃癌手术后如癌胚抗原由阴性转为阳性，且逐渐增高，提示有复发或转移。

胃镜活检阴性能排除胃癌吗

我国恶性肿瘤诊治规范要求一旦临床怀疑胃癌，胃镜应为首选检查项目。胃镜检查清晰，可直接观察到胃黏膜的病变,尤其对隆起、溃疡型病变,可同时做活检,以明确诊断,使用价值很高。但对有些类型的胃癌,特别是病灶很小的早期胃癌、以黏膜下浸润为主的一部分黏液腺癌、印戒细胞癌等,往往病变区黏膜层较完好,但癌细胞已沿黏膜下层浸润,这时胃镜检查不一定能察觉,活检取材困难,阳性率不高,故有时会漏诊。还有一些较小的胃癌病灶,临床上因口服药物后,癌灶处黏膜会假性愈合,但癌细胞仍在迅速倍增并可造成转移。因此,对那些胃镜活检取材表浅或取材不准(未取到癌实质)报告阴性但临床上怀疑胃癌者,千万勿掉以轻心,随意排除胃癌诊断,应在 2~3 个月内定期密切随访,复查胃镜,明确诊断,以便及时治疗。

粪便隐血检查对胃癌诊断有哪些价值

　　许多疾病可引起消化道出血,但不同的疾病其出血量多少不等。出血量大时肉眼可看到,出血量少以致肉眼不能看到,或显微镜下也不能发现时,需要借助粪便隐血试验来明确消化道出血的诊断。

　　粪便隐血试验常用的方法为愈创木法,又称化学法,是用愈创木检测粪便中的血红蛋白及其产物,其报告结果为阴性(-)和阳性(+)。阴性表示无出血;阳性为有出血,(+)号越多表示出血量越大。这种试验很灵敏,每日出血量 5 毫升即可出现阳性反应。粪便隐血试验为临床上常用的检查方法之一,能为临床诊断提供重要线索。应强调反复多次进行粪便隐血试验的检查,因多次测定可使结果更为可靠,而且粪便隐血持续阳性与偶尔 1~2 次阳性的意义是完全不同的。粪便隐血试验前吃过肉类、动物血、含铁药物以及绿叶蔬菜等都可造成假阳性,所以在分析检测结果时应加以注意。如用粪便隐血试验抗体法,可避免上述假阳性。

黑便或粪便隐血阳性常提示存在消化道出血。出血可以发生于消化道的任何部位,从口腔到肛门的任何部位,只要存在黏膜破损就可以表现为黑便或粪便隐血阳性。导致消化道出血的原因很多,以良性疾病多见,但也应该想到恶性疾病的可能性,并且应该首先排除恶性疾病。

胃癌为什么会引起出血呢?这主要是胃癌的生长特点所致。首先胃癌生长很快,需要大量的血液供应,往往因供血不足发生坏死、溃疡而导致出血。出血可以分为少量、中量和大量3种类型。肿瘤创面渗血,出血量小,大便颜色变化不明显,但检验粪便隐血可显示阳性。发现黑便、粪便隐血阳性一定要弄清出血的原因,特别是40岁以上的人一旦发现应立即到医院检查,以明确诊断,及时治疗。

当癌瘤侵及较大血管时,血管破裂引起较大量的出血,往往出现呕血。呕出的血液由于胃酸作用,呈咖啡色,呕吐物也为咖啡样液体。如果所出之血经过肠道,在肠道细菌的作用下呈棕褐色或黑色,从大便排出,即通常所说的柏油便。这种情况最为紧急,常常需要紧急手术。

何谓胃恶性淋巴瘤

胃恶性淋巴瘤是原发于胃壁内淋巴滤泡的恶性肿瘤,可表现为局限的原发性病变,但也常是全身性疾病的一个局部表现。该病的发病率有增长趋势,男性病人较多见。

由于胃恶性淋巴瘤临床症状无特殊性,主要病理变化又不在胃黏膜表面,所以影响各种检查的阳性率,诊断困难,术前明确诊断者不足10%,术前大多被误诊为胃癌及溃疡病,只是术后经病理检查才能明确诊断。

胃恶性淋巴瘤X线钡餐检查可见下列表现:a. 多发性溃疡,或位于胃后壁或小弯侧的大而浅表溃疡;b. 胃黏膜上多数不规则圆形充盈缺损,所谓"鹅卵石样改变";c. 胃壁浸润范围较大,但不太僵硬,仍可见蠕动通过;d. 充盈缺损周围出现明显肥大的黏膜皱襞;e. 胃壁肿块较大,但不引起梗阻。

与胃癌相比,胃恶性淋巴瘤发病的平均年龄较低为42.3岁,病程较长,但全身情况相对较好,腹部可扪及较大肿块但淋巴结转移较晚,梗阻和贫血较少见,肿瘤质地较软而其表面黏膜常未完全破坏。

〜 胃恶性淋巴瘤可分哪些类型 〜

胃恶性淋巴瘤可分为淋巴肉瘤和霍奇金病(恶性淋巴瘤)。

胃淋巴肉瘤是胃恶性淋巴瘤中较常见的类型,可发生于胃的任何部位,但较多侵犯胃的远端。肿瘤较大,有时是多中心性的,逐渐累及整个胃壁,并可扩展至邻接的十二指肠、食管或邻近的脏器,常有胃周围淋巴结转移,也可见由于反应性增生所致的区域性淋巴结肿大。

胃恶性淋巴瘤肉眼观察可分浸润型、溃疡型、结节型、肿块型4种,临床上以混合型出现的较多见。按组织学检查可分为网织细胞(大细胞型淋巴肉瘤)和淋巴细胞肉瘤(小细胞型淋巴肉瘤)。

霍奇金病约占胃肉瘤的10%,可为原发,也可由他处转移而来。病变一般可分成:a. 溃疡型,溃疡表浅,且为多发;b. 肿瘤型,多见于幽门前区;c. 弥散型,有如皮革状胃。

何谓胃黏膜相关淋巴组织(MALT)淋巴瘤

胃黏膜相关淋巴瘤这个概念在 1983 年由 Isaacson 首次报道。胃黏膜相关淋巴瘤尽管数量不多,但它具有特殊的临床病理表现。胃黏膜相关淋巴瘤是起源于黏膜淋巴样组织的恶性淋巴瘤,1991 年 Wotherspoon 提出胃黏膜相关淋巴瘤与幽门螺旋杆菌有关,随后对胃黏膜相关淋巴瘤的研究和认识逐步深化。胃黏膜相关淋巴组织淋巴瘤在幽门螺旋杆菌高发区常见、多发,目前公认幽门螺旋杆菌是胃黏膜相关淋巴组织淋巴瘤重要的致病因素,幽门螺旋杆菌感染是胃黏膜相关淋巴组织淋巴瘤产生的原因,根除幽门螺旋杆菌可以治愈早期的胃黏膜相关淋巴组织淋巴瘤。

胃黏膜相关淋巴瘤是指从胃黏膜淋巴组织中 B 细胞发生的恶性淋巴瘤,常为低度恶性。胃黏膜相关淋巴瘤的主要诊断依据为:B 细胞大量增殖、显著的淋巴上皮病变、致密的淋巴细胞浸润、细胞中重度异型或伴达切(Dutcher)小体。聚合酶链反应(PCR)检测可作为诊断的方法。

低度恶性胃黏膜相关淋巴瘤可发生于任何年龄,多见50 岁以上,男女比大约 1.5:1。症状常为非特异性消化不良,进展缓慢,很少有腹外播散,骨髓累及非常少见,预后好,5 年生存率达 90% 以上。典型的胃黏膜相关淋巴组织淋巴瘤内镜表现常为扁平的浸润灶或非特异性胃炎伴糜烂或溃疡,较大或较深的浸润块少见。超声内镜对早期胃黏膜相关淋巴组织淋巴瘤与胃癌鉴别有帮助,胃肠 X 线检查的常见表现与胃癌或胃炎相似,但皱襞紊乱或增大、溃疡边缘模糊、多样性病损、多小结节病变,对诊断有帮助。CT 检查常见表现为胃壁局部轻度增厚,有时表现为胃壁内叶片状,但对黏膜的病变常难以发现。高度恶性胃黏膜相关淋巴瘤临床表现与胃癌相似,如腹痛、体重下降、贫血等,内镜表现为大的肿块。一般认为其预后较差,也有报道其预后与同期低度恶性胃黏膜相关淋巴组织淋巴瘤相比无明显差异。

怎样发现胃息肉

X 线钡餐检查可显示充盈缺损。气钡双重低张造影可发现 1 厘米的息肉。

胃镜检查可见圆形或卵圆形隆起,良性息肉常小于 2 厘米,形状规整,表面光滑,色泽暗红。多数带蒂。恶性息肉常大于 2 厘米,形状不规则,表面不平或有糜烂出血,多数无蒂。直视下活检及组织学检查有助于鉴别。

胃息肉病人多数长期患有慢性胃部炎症,从而引发胃部细胞增生形成胃息肉,也有部分是家族遗传性的。慢性胃炎病人、高龄人群及有家族史的都属易患人群,应定期做胃部检查,早发现早治愈。

怎样诊断胃平滑肌瘤

对于胃平滑肌瘤的诊断除临床上出现上消化道出血、腹痛、腹部包块者应疑及该病外,主要依靠 X 线及内镜检查。术前确诊较困难,常需要手术才能证实。

① X 线检查:上消化道钡餐典型征象为突入胃腔内肿物,胃内圆形或椭圆形充盈缺损,外形整齐,边缘清楚,周围黏膜和胃壁正常,无蠕动功能障碍肿瘤并发溃疡者,在肿瘤形成的充盈缺损区常可见一深在龛影周围光滑、无黏膜聚集现象,与一般消化性溃疡不同。浆膜下肿瘤或肿瘤向胃外突出时,由于肿瘤的牵拉和压迫可使胃壁产生畸形或呈外在压迹样缺损表现,但对腔外肿瘤及早期肿瘤较难发现,有时易将胃平滑肌瘤合并溃疡误诊为消化性溃疡。

② 胃镜检查:普通内镜可以直观腔内型肿瘤的形态、大小及生长特点,也可直接行组织活检以取得病理学证据,甚至可经胃镜行胃平滑肌瘤摘除术,但对于没有侵犯黏膜的肿瘤及腔外型肿瘤意义不大。胃镜下可见半球形或球形隆起,表面黏膜紧张光滑,色泽与周围黏膜相同,顶部有时可出现缺血坏死性溃疡,术前确诊较困难,常需要组织学检查才能证实。

③ 超声胃镜:目前被认为是提高早期诊断率的最有价值的手段。据文献报道,其符合率达 63%,能同时显示胃腔内外瘤体全貌,不仅可发现早期病变,还可了解肿瘤的大小和深度。

④ CT 检查:影像特点为上腹部实性肿块与一侧胃壁关系密切,有时能清楚地显示胃壁向胃腔内突出或向胃外突出肿块大多小于 5 厘米,呈圆形或类圆形,表面光滑。肿块密度多均匀,偶可见钙化。增强扫描可见动脉期病灶多呈低强化改变,延迟扫描多呈均匀中等强化,偶可见中心部坏死不强化的低密度灶,对诊断有一定的价值。

⑤ 腹部 B 超检查:采用饮水法超声检查可清晰显示肿瘤的部位、大小、生长方式及其内部回声结构,对诊断胃平

滑肌瘤有一定价值,缺点是难以确定其性质和组织来源。若能结合胃镜活检,可大大提高诊断率。

怎样诊断胃平滑肌肉瘤

胃镜及钡餐检查可以帮助诊断,但由于胃平滑肌肉瘤胃黏膜下病灶取到病理组织困难,明确诊断大多在手术以后。

X线钡餐检查可见胃内型平滑肌肉瘤呈半圆形充盈缺损,边缘整齐,有时中央可见脐样的溃疡龛影;胃外型者表现为胃受压,胃壁黏膜完整,皱襞有拉平现象。胃镜检查可见黏膜下肿块的特征,如有溃疡时,从该处取活检较易确诊。胃平滑肌肉瘤需与良性平滑肌瘤区别。一般认为肿瘤直径超过3厘米者,应考虑为恶性。如活检见细胞为多形性,核分裂活跃,更应考虑为恶性。

胃平滑肌肉瘤X线钡餐检查有哪些特点

1. 胃内型

① 黏膜下可见圆形或半圆形充盈缺损,边缘光滑,邻近黏膜柔软为其特点。

② 肿瘤表面黏膜皱襞撑平消失,黏膜皱襞可直达肿块附近,蠕动达肿瘤边缘。

③ 肿瘤基底较宽。

④ 个别病例见大小不等的溃疡。

2. 胃外型

① 肿块向腔外生长较大时,胃轮廓呈外压性凹陷变形移位及腔内充盈缺损或龛影形成。

② 若有胃外巨大肿块同龛影并存,应考虑本型,因胃癌很少有胃外肿块。

3. 胃壁型

肿瘤同时向腔内、外生长,其同内外肿块相连,呈哑铃状。

4. 胃底部平滑肌肉瘤

在胃泡内见半弧形软组织肿块,即使病变靠近贲门也很少累及食管下端。

胃平滑肌肉瘤 CT 检查有哪些特点

CT 摄片检查可见胃腔内或向腔外生长的软组织肿块,密度不均匀,形态不规则,肿瘤内可见出血、坏死、囊性变、溃疡形成和钙化,增强后强化不均匀,肿瘤还可直接向周围侵犯胰、结肠、脾等。

患了胃平滑肌肉瘤需与哪些病变相鉴别

① 胃底部平滑肌肉瘤与贲门癌的鉴别:a. 胃底部平滑肌肉瘤胃泡内有软组织肿块,与贲门癌相同;b. 胃底部平滑肌肉瘤即使靠近贲门部也很少累及食管,而贲门癌累及食管下端,为诊断贲门癌的依据。

② 良恶性平滑肌瘤的鉴别:a. 如肿块超过 10 厘米,恶性可能性较大;b. 如龛影大而不规则,或在瘤体中心部位有特征性窦道形成,大多为平滑肌肉瘤。c. 肿瘤在短期内发展快应考虑为恶性。

怎样诊断胃黏膜脱垂

X线胃肠钡餐检查有肯定诊断价值。病人取俯卧位及右侧卧位时，可见可变的十二指肠球底部中心性充盈缺损，典型病例可见幽门管增宽，胃黏膜皱襞通过幽门管进入十二指肠球部，使十二指肠球部呈"蕈状"或"降落伞"状变形。部分病人粪便隐血试验阳性。胃镜检查时，可见胃窦部黏膜正常，或充血、水肿；有时可见出血点、糜烂或浅表溃疡等；当胃窦部收缩时，胃黏膜随蠕动经幽门进入十二指肠，舒张时，脱垂的胃窦部黏膜可自幽门以下回复至胃腔。

患了功能性消化不良
需进行哪些项目检查

功能性消化不良的诊断目前尚未完全统一。根据国内外学者的研究和观点，与大量的临床实践综合起来，可概括如下：a. 上腹部或胸骨后疼痛、早饱、胀饱、嗳气、反酸、烧心、恶心、呕吐等上消化道症状4周以上；b. X线、胃镜检查未发现糜烂、溃疡、肿瘤等器质性病变，未发现食管炎，又无上述疾病病史；c. B超、X线、实验室等检查排除肝、胆、胰及肠道器质性病变；d. 无糖尿病、结缔组织病及精神病等全身疾病；e. 无腹部手术史；f. 追踪2年以上，2次以上胃镜（可加做X线1次）检查未发现新的器质性病变。其中a.~d. 项为临床诊断标准，e.~f. 项为科研要求的附加标准。上述标准严格规定了病例的选择范围，又具有临床实用价值，也便于交流的诊断方法。此外，如有条件，可进一步做24

小时食管下段酸度测定,胃排空功能和幽门螺旋杆菌检查,有利于诊断确定功能障碍类型及是否存在幽门螺旋杆菌感染。

何谓功能性烧心

根据功能性胃肠病罗马Ⅲ诊断标准,功能性烧心诊断标准必须符合以下所有条件:

① 烧灼样胸骨后不适或疼痛。

② 没有胃食管酸返流引起症状的证据。

③ 没有伴组织病理学异常的食管动力障碍。

诊断前症状出现至少 6 个月,近 3 个月症状符合以上标准。

根据烧心症状与酸返流是否有关,功能性烧心分为两种亚型:a. 烧心症状与酸返流的相关性较好,这只占少数,推测这些病人对生理性返流高度敏感。由于病人每天的胃食管返流情况不尽一致,pH 监测技术上可能会漏诊某些病理性酸返流。b. 烧心症状与酸返流无关,占功能性烧心的多数,其病因不明,可能与吞气所致的食管机械性扩张、胆盐和胰酶的返流、高度灌注食管等因素有关,需要进一步研究。

患了功能性烧心需与哪些疾病相鉴别

① 胃食管返流病(GERD):烧心是胃食管返流病最常见症状,进行胃镜检查和(或)24 小时食管 pH 监测予以鉴别。胃食管返流病病人如食管中下段有红斑、渗出、黏膜变

脆、糜烂、溃疡、狭窄等病变,固有膜炎性细胞浸润、糜烂、坏死、巴特雷(Barrett)食管等病变,又称返流性食管炎。24小时食管 pH 监测示 pH 小于 4 的时间在 4％以上(或超过 1 小时)。

② 贲门失弛缓症:以吞咽困难为主要症状,部分病人也可出现烧心、胸痛等症状。X 线食管钡餐检查显示食管中下段扩张,下端光滑变细呈鸟嘴样改变,食管测压显示下食管括约肌(LES)压力升高,在吞咽时食管下括约肌不会松弛。

③ 弥散性食管痉挛:是一种高压型食管蠕动异常的食管动力障碍性疾病,以吞咽困难、胸痛为主要表现,部分病人可有烧心症状。食管吞钡 X 线检查显示食管下段蠕动波减弱或食管中下段出现强烈的痉挛性收缩。食管测压显示食管中下段出现高幅宽大、畸形的蠕动波,而食管下括约肌功能基本正常。

④ 冠心病心绞痛:以心绞痛为主要症状,但部分病人心绞痛呈灼痛,类似于烧心。可做心电图、运动试验等检查,以明确诊断,以免贻误病情。

功能性烧心与胃食管返流病有哪些不同

功能性烧心是功能性消化不良的一种类型,在临床上易于胃食管返流病混淆。根据功能性胃肠病罗马Ⅲ诊断标准,功能性烧心诊断标准必须符合以下所有条件:a. 烧灼样胸骨后不适或疼痛;b. 没有胃食管酸返流引起症状的证据;c. 没有伴组织病理学异常的食管动力障碍。诊断前上述症状出现至少 6 个月,近 3 个月症状符以上标准。

烧心也是胃食管返流病(GERD)最常见症状,主要通过胃镜检查和（或）24小时食管 pH 监测予以鉴别。胃食管返流病病人如食管中下段有红斑、渗出、黏膜变脆、糜烂、溃疡、狭窄等病变，固有膜炎性细胞浸润、糜烂、坏死、Bar-rett 食管等病变，又称返流性食管炎。24 小时食管 pH 监测示 pH 小于 4 的时间在 4％以上。

患了功能性消化不良需与哪些疾病相鉴别

功能性消化不良无明显病理学改变，症状无特异性，临床上应详细与引起消化不良症状的其他器质性疾病相鉴别。

① 消化性溃疡：消化性溃疡与功能性消化不良均有慢性上腹痛，但消化性溃疡以上腹部规律性、周期性疼痛为主，鉴别依靠 X 线钡餐透视及胃镜检查，功能性消化不良虽有溃疡型，但胃镜和 X 线钡餐检查无阳性发现。

② 胃食管返流病：胃食管返流病常出现胸骨后疼痛，伴有泛酸、嗳气，内镜检查最具有诊断价值，可见食管黏膜充血、水肿、糜烂或溃疡；对于内镜阴性的胃食管返流病，24 小时食管酸碱度检测具有鉴别诊断的价值。

③ 胃癌：胃癌常可引起上腹部疼痛、呕血和黑便等，与溃疡型功能性消化不良相似。但胃癌大多发生于中年以上，上腹疼痛无规律，伴食欲减退，体重减退，胃镜检查结合组织学病理检查可以明确诊断。

④ 冠心病：好发于老年病人，常伴有高血压、糖尿病和高脂血症等。冠心病，尤其是心绞痛和急性心肌梗死发作时，常有胸骨后剧烈疼痛，可伴有心慌、气急，疼痛向肩背部放射，此时心电图检查十分必要，心绞痛应用扩张冠状动脉

的药物,如硝酸甘油能缓解这种疼痛。功能性消化不良病人的心电图无异常改变。

⑤ 慢性胆囊炎、胆石症:该病大多发于中年以上的肥胖妇女,疼痛多为进食油腻食物后诱发,可伴有发热和黄疸,B 超、CT 可明确诊断慢性胆囊炎和胆石症。

⑥ 慢性肝病:常有肝病病史,临床上有上腹部疼痛、泛酸、恶心呕吐及皮肤巩膜黄染等症状,肝功能检查有转氨酶、胆红素升高等,肝炎病毒标志阳性;B 超、CT 等检查能提示肝脏实质性病变。功能性消化不良的实验室检查无明显异常。

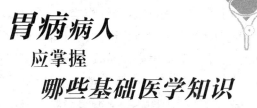

胃病病人
应掌握
哪些基础医学知识

姓名 Name＿＿＿＿＿＿ 性别 Sex＿＿＿ 年龄 Age＿＿＿＿

住址 Address＿＿＿＿＿＿＿＿＿＿＿＿＿＿＿＿

电话 Tel＿＿＿＿＿＿＿＿＿＿＿＿＿＿＿＿＿＿

住院号 Hospitalization Number＿＿＿＿＿＿＿＿＿

X 线号 X-ray Number＿＿＿＿＿＿＿＿＿＿＿＿

CT 或 MRI 号 CT or MRI Number＿＿＿＿＿＿＿＿

药物过敏史 History of Drug Allergy＿＿＿＿＿＿＿

何谓胃食管返流病

胃食管返流病专指那些有返流相关症状,有胃食管返流并发症的风险或生活质量受到严重影响的个体,且他们的症状肯定属于良性状态。胃食管返流病包含返流性食管炎、非糜烂性食管炎及巴雷特食管。返流性食管炎和非糜烂性食管炎是根据有无食管炎症来划分的,做胃镜时看到食管内有炎症时,称为返流性食管炎。在正常人也可出现胃食管返流,但这些返流物会被食管的正常蠕动迅速送回胃腔,不引起食管黏膜的损伤,称为生理性返流。在病理状态下,返流至食管的胃或十二指肠内容物过多,或在食管内停留时间过长,腐蚀食管黏膜,致使胃食管返流病发生。

胃食管返流病的发病机制主要包括哪些方面

① 抗返流屏障功能失调:主要有3个理论。a. 不伴有解剖学异常的短暂性下食管括约肌松弛。b. 可能伴有裂孔疝的解剖学破坏。c. 单纯性下食管括约肌低压,不伴有解剖学异常。短暂性下食管括约肌松弛占优势者,大多为轻型病变,严重病变者大多由裂孔疝或持续性括约肌松弛所致。

② 下食管括约肌一过性松弛增加:如下食管括约肌一过性松弛的频度增加,使食管黏膜与返流物的接触时间增加,黏膜受损的机会也增加。在糜烂性食管炎病人中,约有2/3返流发作是由此机制引起的。胃潴留可增加下食管括

约肌—过性松弛的频率,这种现象形成了餐后返流的增加。

③ 返流物的质和量:胃内酸度,即 pH 值越低、酸接触时间越长,对黏膜的损害越大。碱性返流具有更大的破坏作用。另外,病变的严重性还与返流量有关。卧位返流的损害较大,部分原因可能是卧位时由于重力作用,较易产生返流。

④ 食管内返流物清除障碍:正常情况下,食管内酸清除有 2 个步骤,大部分返流内容物通过 1 或 2 次蠕动性收缩而迅速清除,剩余的由咽下的唾液和食管内的黏液缓慢地中和。因此,食管蠕动和唾液产生的异常均会导致胃食管返流病的发生。

⑤ 食管局部黏膜防御能力下降:正常情况下,由于下食管括约肌—过性松弛等作用,食管下段每日与酸接触的累积时间可达 1~2 小时,但并无胃食管返流病的发生,这有赖于食管黏膜上皮的防御能力。食管黏膜的防御能力,包括上皮的屏障功能、细胞转运机制及食管的血流量。这些环节中,任一因素的削弱都可导致防御能力的下降。

⑥ 胃排空障碍:胃排空延迟会使胃内的压力升高,使下食管括约肌—过性松弛的频率和时间增加,但胃排空不是胃食管返流病发生的主要因素。

哪些因素易导致
胃食管返流病

引起胃食管返流病的因素有:

① 食管裂孔疝:裂孔疝的发生,破坏了胃食管结合部的正常解剖关系,造成食管下段括约肌移位、His 角及膈食管韧带对食管下段括约肌的外压作用减弱,容易造成食管

下括约肌松弛,产生胃食管返流。

② 食管下段括约肌功能不全:大多见于老年人。推测可能与韧带松弛、裂孔疝的支持固定作用减退、结缔组织弹性下降有关。

③ 胃因素:胃运动功能正常是保障胃排空的前提,胃排空延缓导致胃内压升高。当胃内压超过食管下括约肌的压力时,产生了胃食管返流。一些食物,如巧克力、多脂食品、酒类、咖啡等可降低食管下括约肌张力,刺激胃酸分泌,导致返流。

④ 十二指肠胃食管返流:近年来研究发现,返流性食管炎病人大多数既有酸返流又有碱返流,即存在混合返流。胃内消化液对食管黏膜的损伤作用已得到证实,但十二指肠内容物的返流对返流性食管炎的意义仍不十分清楚。从大多数食管炎存在的情况来看,酸和胆汁返流共同参与了食管黏膜的损伤,胆盐对食管黏膜可能有较强的破坏作用。

⑤ 长期恶心、呕吐、胃插管、麻醉后等常使贲门口处于开放状态,胃液逆流入食管,腐蚀食管黏膜,引起食管炎的发生。

⑥ 妊娠:大多发生在妊娠后期。由于腹内压增高发生裂孔疝,可造成胃食管返流病。在分娩后能恢复,不需任何治疗。

⑦ 外科手术:任何破坏食管下段括约肌的手术,均易造成胃食管返流,产生胃食管返流病。

⑧ 其他因素:如先天性食管发育不良或短食管、颅脑损伤或肿瘤、糖尿病、恶性贫血、食管贲门部肿瘤、食管静脉曲张等,能够影响到食管下括约肌张力的因素,都可诱发胃食管返流病。

胃食管返流病的发病往往是由多因素并存,相互协同影响,损伤食管。

何谓巴雷特食管
(Barrett 食管, BE)

Barrett 食管(BE)是指食管远端复层鳞状上皮被单层柱状上皮所取代的病理学现象,又称食管下段鳞状上皮柱状化。首先由英国著名的外科医生 Dorman Barrett 提出,所以这种病变以他的名字命名。Barrett 食管在欧洲和北美常见,亚洲人和黑种人少见。西方国家食管腺癌比鳞癌更常见。在西欧近 30 年来,食管腺癌发病率上升了 8 倍,上升率超过任何一种实体肿瘤。在亚洲食管腺癌也有上升的趋势。Barrett 食管病人中每年大约有 0.5% 发展为腺癌,Barrett 食管与食管腺癌的发生关系密切,Barrett 食管成为近年来研究的热点。

Barrett 食管病理特征:Barrett 食管的形成主要是由于胃食管返流破坏了正常的鳞状上皮之后,导致对消化液有较强抵抗能力的化生性柱状上皮形成的一种病理过程。在这一病变的基础上,经常发生消化性溃疡、食管狭窄、肠上皮化生、异型增生,直至腺癌。

Barrett 食管诊断:食管黏膜中有柱状上皮存在即可诊断。诊断的准确与否有赖于内镜下取材部位,通常在食管下括约肌以上出现胃型或肠型上皮而确定诊断。Barrett 食管病理组织学上表现为含有类似于胃、肠(小肠和大肠)的不同类型的上皮细胞,构成了表面上皮成分和其下方的黏膜腺体成分。胃型上皮为柱状上皮和胃贲门黏液腺或胃底腺;肠型上皮为吸收柱状上皮、杯状细胞、潘氏细胞(Paneth cell)和神经内分泌细胞等。这种病变可形成完整的黏膜层,形似完全的胃黏膜结构或具有绒毛和乳头状增生的肠黏膜。

什么是慢性胃炎

慢性胃炎是指不同病因引起的胃黏膜的慢性炎症或萎缩性病变,其实质是胃黏膜上皮遭受反复损害后,黏膜再生并使结构发生改建,最终导致不可逆的固有腺体萎缩,甚至消失。

慢性胃炎可分为浅表性胃炎和萎缩性胃炎两种。浅表性胃炎的炎症病变比较表浅,局限在胃黏膜表面不超过1/3深度。萎缩性胃炎累及胃黏膜的全层,并伴有胃腺体萎缩。

慢性胃炎是临床常见病和多发病,缺乏特异性症状,且症状的轻重与胃黏膜的病变程度并非一致。在接受内镜检查的病人中占 80%~90%,男性多于女性,随年龄增长发病率增高。

慢性浅表性胃炎是慢性胃黏膜浅表性炎症,它是慢性胃炎中最多见的一种类型,在胃镜检查中占全部慢性胃炎的 50%~85%。

慢性浅表性胃炎的发病高峰年龄为 31~50 岁,男性发病多于女性。基本病变是胃黏膜上皮细胞变性、小凹上皮增生与固有膜内炎性细胞浸润。有时可见到表面上皮及小凹上皮的肠上皮化生,不伴固有腺体的减少。病变部位常以胃窦明显,多为弥散性,胃镜下所见为胃黏膜充血、水肿、点状出血、糜烂或伴有黄白色黏液性渗出物。

慢性萎缩性胃炎呈局限性或广泛性的胃黏膜固有腺萎缩,既有固有腺的数量减少,又有腺体的功能减低,常伴有肠上皮化生及炎性反应。其诊断主要依靠胃镜发现和胃黏膜活组织检查的病理所见。慢性萎缩性胃炎随年龄的增长,发生率也随之增高,病变程度也越重。因此,也有人认为慢性萎缩性胃炎是中老年胃黏膜的退行性变。该病发病率高,且临床上常反复发作,不易治愈,部分病人可以演变进展为胃癌。慢性萎缩性胃炎越来越受到人们的重视。

患慢性胃炎有哪些因素

慢性胃炎的病因尚未完全阐明,可能的病因有以下几个方面:

① 物理因素:长期饮用浓茶、烈性酒、浓咖啡,食用过热、过冷、过于粗糙的食物,可以导致胃黏膜损伤。

② 化学因素:长期服用非甾体抗炎药物,如阿司匹林、吲哚美辛(消炎痛)、布洛芬缓释片剂(芬必得)、双氯芬酸(扶他林)等。另外,烟草中的尼古丁可破坏胃黏膜屏障和影响胃黏膜的血液循环。

③ 生物因素:目前研究公认幽门螺旋杆菌是慢性胃炎的主要原因之一。但是临床上许多幽门螺旋杆菌阳性的慢性胃炎在根治幽门螺旋杆菌后,其临床症状及内镜下改变不一定有改善。因此,幽门螺旋杆菌在慢性胃炎的作用尚需进一步研究。

④ 胆汁返流:胆汁中的胆盐对胃黏膜有很大的损伤作用。

⑤ 免疫因素:以胃体部为主的慢性萎缩性胃炎与自身免疫机制相关,又称自身免疫性胃炎或 A 型萎缩性胃炎,我国少见。

⑥ 其他:心力衰竭、肝硬化伴门静脉高压、营养不良等

都可引起慢性胃炎;糖尿病、甲状腺疾病、慢性肾上腺皮质功能减退和干燥综合征病人同时伴有萎缩性胃炎也较多见。

～ 患慢性胃炎会有哪些类型 ～

慢性胃炎的类型是按照不同的分类标准制定的,慢性胃炎分类标准的制定随着消化道检查技术发展不断完善。

1940年后,由于胃镜的临床初步应用,以胃镜所见和临床联系作为慢性胃炎的分类逐步被大家接受。

1983年,幽门螺旋杆菌被发现,阐明幽门螺旋杆菌感染者100％有慢性活动性胃炎。在此基础上,1990年的悉尼分类、1996年的新悉尼系统都强调了部位、形态和病因三者结合的分类。下面就悉尼分类法中的慢性胃炎分类作简单介绍。

慢性胃炎根据有无萎缩及其部位分为两大类:非萎缩性和萎缩性。非萎缩性胃炎(又名浅表性胃炎)主要的病因是幽门螺旋杆菌感染和其他因素;萎缩性胃炎的主要病因包括自身免疫性引起的自身免疫性慢性萎缩性胃炎和幽门螺旋杆菌感染、饮食因素、环境因素等引起的多灶萎缩性慢性胃炎。另外,还有一些特殊类型的慢性胃炎:化学性胃炎(如胆汁返流)、放射性胃炎、嗜酸细胞性胃炎、非感染性肉芽肿性胃炎和其他感染性疾病引起的慢性胃炎(如病毒、霉菌)。某些病因如幽门螺旋杆菌可在多种胃炎的发生中起作用,而某一病例也可由多种病因引起一种以上的胃炎的组织学改变。

慢性萎缩性胃炎根据病变部位分为A型和B型两种。A型萎缩性胃炎主要累及胃体部,胃体腺弥漫萎缩,而胃窦部正常或轻度炎症,浸润的炎症细胞主要是浆细胞。A型胃炎胃酸分泌显著降低或无酸，内因子分泌减少，血清抗壁细胞抗体阳性。B 型萎缩性胃炎主要是局限于胃窦部的多灶性炎症，炎症细胞为浆细胞和粒细胞，胃酸正常或轻度降低。

慢性胃炎诊断应与哪些疾病相鉴别

慢性胃炎是临床常见病和多发病，其临床症状不典型，有的病人在出现上腹不适、饱胀等症状往往自认为是慢性胃炎，自行服用药物。也有的病人在慢性胃炎的疾病基础上，出现症状加重，自行把药物加量。这些药物可能在不同程度上对症状缓解有一定疗效，但掩盖了病情的发展，延误了其他疾病的诊断。诊断慢性胃炎需经过相应的实验室检查，排除其他消化道疾病或其他全身疾病；有慢性胃炎基础的病人也需要警惕同时伴发其他疾病。

① 胃癌：慢性胃炎的症状如食欲不振、上腹不适、贫血等与胃癌相似，少数胃窦炎的 X 线征与胃癌颇相似，需特别注意鉴别。绝大多数病人纤维胃镜检查及活检有助于鉴别。临床上如果伴有消瘦、体重减轻、黑便或腹部不适加重，抑酸剂不能缓解等预警信号，更需警惕胃癌的发生。

② 消化性溃疡：消化性溃疡与慢性胃炎均有慢性上腹痛，但消化性溃疡以上腹部规律性、周期性疼痛为主，而慢性胃炎的疼痛很少有规律性，以消化不良为主。鉴别依靠 X 线钡餐透视及胃镜检查。

③ 慢性胆道疾病：如慢性胆囊炎、胆石症常有慢性右上腹、腹胀、嗳气等消化不良的症状，易误诊为慢性胃炎。

但慢性胆囊炎、胆石症的胃肠检查无异常发现，胆囊造影及 B 超检查可最后确诊。

④ 其他：肝炎、肝癌及胰腺疾病和食管疾病也可因出现食欲不振、消化不良等症状而延误诊治。应全面仔细地病史询问、体格检查及有关辅助检查可防止误诊。其他系统的疾病，如糖尿病、自身免疫性疾病等，也会有类似慢性胃炎的表现，无论是病人还是医务人员都应加以重视。

患了慢性萎缩性胃炎会引起贫血吗

慢性萎缩性胃炎可合并恶性贫血，多发生在 A 型萎缩性胃炎。研究发现，A 型萎缩性胃炎血清和胃液中存在内因子抗体，维生素 B_{12} 吸收不良而发生恶性贫血。B 型萎缩性胃炎主要累及胃窦部，胃酸分泌功能基本正常，维生素 B_{12} 吸收很少发生障碍，一般不会发生恶性贫血。

除了恶性贫血以外，慢性萎缩性胃炎也可导致缺铁性贫血，其主要原因是：a. 主细胞和壁细胞分泌胃蛋白酶和胃酸的功能受损，影响食物中铁的吸收。b. 萎缩性胃炎产生黏多糖减少，影响了无机铁在胃肠中的运送，减少了铁的吸收。c. 黏膜因各种原因破损所致的慢性失血。造血原料铁的缺乏加之慢性失血，极易造成缺铁性贫血。此外，慢性萎缩性胃炎病人常因上腹疼痛、食欲减退、摄入量不足，也是造成贫血的一个因素。

慢性萎缩性胃炎可导致贫血。当慢性萎缩性胃炎合并贫血时，要注意根据病因及时补充铁剂或维生素 B_{12} 等。

何谓 A 型胃炎、B 型胃炎

早在 1973 年,Strickland 等根据萎缩性胃炎血清免疫学检查与胃内病变的分布,将胃炎分为 A 型与 B 型两个独立的类型。A 型萎缩性胃炎病变主要见于胃体部,多弥散性分布,胃窦黏膜一般正常,血清壁细胞抗体阳性,血清胃泌素增高,胃酸和内因子分泌减少或缺少,易发生恶性贫血,又称为自身免疫性胃炎。B 型萎缩性胃炎病变多见于胃窦部,呈多灶性分布,血清壁细胞抗体阴性,血清胃泌素多正常,胃酸分泌正常或轻度减低,无恶性贫血,较易并发胃癌。这是一种单纯性萎缩性胃炎。此后,Glass 将同时累及胃窦、胃体的萎缩性胃炎称为 AB 型。

在我国,若按 Strickland 分类法,B 型萎缩性胃炎为多见,A 型萎缩性胃炎很少见,且有一部分萎缩性胃炎病人,既有胃窦炎症,又有壁细胞抗体,不能列入上述两个类型。故国内不少学者提出了适合于我国具体情况的分类方法,将慢性萎缩性胃炎分为 A_1 型、A_2 型、B_1 型和 B_2 型。其分型主要根据自身抗体的情况,血清壁细胞抗体阳性属 A 型,血清壁细胞抗体阴性属 B 型。A 型中又分为两个亚型,胃窦无病变者为 A_1 型,胃窦胃体有病变者为 A_2 型。B 型根据胃体和胃窦病变的轻重程度分为 B_1 型(胃窦病变较胃体重)和 B_2 型(胃体病变较胃窦重或胃体胃窦病变相似者)两个亚型。

慢性胃炎与功能性
消化不良有何区别

消化不良是指上腹痛、饱胀、嗳气、早饱、食欲不振、恶心和呕吐等临床症状,这些症状可以由消化系统疾病或其他全身疾病引起,如胃十二指肠溃疡、消化道肿瘤、甲状腺功能亢进或减低、糖尿病、自身免疫性疾病等,称为器质性消化不良。但是临床上多数病人的一般实验室检查和消化内镜检查往往未发现器质性疾病,此类消化功能不良称为功能性消化不良。

临床上有时将功能性消化不良和慢性胃炎作为"同义词"。应该说这是不妥的,两者是有差异的。慢性胃炎强调胃黏膜组织学改变,多数病人(75％~85％)并无消化不良症状;功能性消化不良则强调消化不良症状,胃黏膜组织学可有轻微充血和水肿,但不应有糜烂,更不应有溃疡,部分病人可无慢性胃炎。功能性消化不良与慢性胃炎既不完全相同,又有相当比例的重叠。

什么是疣状胃炎

疣状胃炎又称痘疱状胃炎或慢性糜烂性胃炎,是一种特殊类型的慢性胃炎,据报道,检出率为 1.22％~3.3％。其特点是再发性或持续性胃多发性糜烂,发病机制及病因目前未完全阐明,治疗方案也不统一。目前认为疣状胃炎有癌变的倾向,并与幽门螺旋杆菌感染密切相关。

疣状胃炎多见于 30~60 岁,男性多见。病程较长,有的几个月内自行消退(未成熟型),有的可持续多年(成熟型),少数发生恶变。临床上检出的疣状胃炎有时有明显的上消化道症状,多为上腹痛,其次为反酸、腹胀、食欲低下、恶心、呕吐、上消化道出血及体重下降等。体征主要为上腹压痛,少数病人有消瘦及贫血。

疣状胃炎主要诊断依据为内镜表现及病理。内镜下所见隆起性糜烂顶部有脐状凹陷,呈疣状外观,病灶的大小及形态不一,多呈圆形或类圆形,直径为 0.5~1.5 厘米。好发于胃窦,其次为胃体。肉眼下病变呈特征性疣状隆起,也可呈不整形或长条形,色泽与周围黏膜相似。病变多分布在胃窦,也可分布在胃体和胃底,常沿皱襞嵴呈链状排列,高 0.2~0.5 厘米。隆起的顶部为脐状凹陷性糜烂,淡红色或附有黄色薄苔。组织学上分为糜烂期与修复期。糜烂期组织学特征为上皮变性、坏死和脱落、中性粒细胞浸润和少量纤维素渗出,有时可见浅表腺体坏死脱落的同时伴有幽门腺或胃体上皮增生。修复期的主要表现为糜烂周围固有腺、幽门腺或胃小凹上皮增生,有时可见纤维化,再生腺管可出现不同程度的不典型增生。黏膜肌层常明显增厚并隆起,结构紊乱。

有关研究显示疣状胃炎与胃癌发生密切相关。日本学者提出"疣状胃炎→增生→癌变"学说。姚忆蓉等观察了 82 例次疣状胃炎,首次内镜病灶处活检的病理学基本特征为:幽门腺和小凹上皮增生,假幽门腺化生。黏膜呈急慢性炎症,黏膜肌向固有层插入。另见肠化生 11 例(13.41%);轻度不典型增生 14 例(17.07),中度不典型增生 3 例(3.66%),高度不典型增生 1 例(1.22%)。随访 1~5 年不等,4 例发现癌变(占 4.88%),癌变时间为 1~3 年不等(平均 21 月),均发生于原发病灶上。手术病理证实为黏膜内腺癌。

何谓慢性淋巴细胞性胃炎

慢性淋巴细胞性胃炎也称胃假性淋巴瘤、胃良性淋巴样增生,是胃黏膜局限性或弥散性淋巴细胞增生的良性疾病。局限型病变者,胃底腺区或移行区皱襞肥厚呈脑回状、结节状,多数中心伴溃疡,与恶性淋巴瘤相似。弥散型病变者病变主要在胃窦,黏膜糜烂或浅表溃疡。该病的发病机制尚未阐明,可能与免疫反应有关。多数学者认为是淋巴组织对于胃溃疡的反应性增生或良性肿瘤样增生,83%的病人伴有溃疡存在。

什么是萎缩性胃炎

萎缩性胃炎是病理组织学诊断。胃黏膜萎缩是指胃固有腺体减少。组织学上有两种类型:a. 化生性萎缩:胃固有腺体被肠化或假幽门化生腺体替代;b. 非化生性萎缩:胃黏膜层固有腺体被纤维组织或纤维肌性组织替代,或炎性细胞浸润引起固有腺体数量减少。

何谓化生

组织转化也称为化生,是指一种分化成熟的细胞类型转变为另一种分化成熟的细胞类型,是机体组织对环境刺激所进行的一种适应性改变。胃黏膜的化生是指胃黏膜的部分固有腺体变为其他类型的胃腺或肠道的腺体。在慢性萎缩性胃炎的胃黏膜中,常见有肠上皮化生、幽门腺化生。

① 肠上皮化生(肠腺化生):是指胃黏膜的任何一种腺体变成了肠道的腺体。最常见于胃窦,继而向小弯、大弯、胃体部扩展。肠上皮化生起初可为灶性,随着病变进展,肠腺化生可联结成片。在慢性胃炎中,肠腺化生十分常见,慢性浅表胃炎时,黏膜浅层可出现肠上皮化

生。在萎缩时,可能所有胃黏膜的腺体均可为肠腺化生所取代。

② 假幽门腺化生:是胃体及胃底腺萎缩时出现的变化,胃体部和胃底部黏膜的腺体含有壁细胞和主细胞。一旦此类细胞消失,腺体成为黏液腺,与幽门腺相似,称为假幽门腺化生。

肠上皮化生有哪些种类

根据细胞形态及分泌的黏液类型,临床上把肠上皮化生常分成下列种类:

Ⅰ型:小肠型完全化生,此型占肠化生的多数。由小肠吸收细胞、杯状细胞和潘氏细胞组成,与正常小肠上皮相似。

Ⅱ型:小肠型不完全肠化。由黏液柱状细胞和杯状细胞组成,无成熟的吸收细胞和潘氏细胞。

Ⅲ型:大肠型完全化生。由大肠吸收细胞和潘氏细胞构成。

Ⅳ型:大肠型不完全肠化。主要由柱状细胞和杯状细胞组成,无成熟的吸收细胞和潘氏细胞。

小肠型肠化可在正常胃内出现,无重要临床意义。大肠型肠化,尤其是Ⅳ型肠化,被认为与胃癌密切关系,是胃癌的癌前期病变之一。

患了肠化生能逆转吗

依据胚胎学发生行为,在特定的条件下,化生是可以逆转或清除的,具有潜在的可逆性。那么,胃黏膜肠化生是否也具有逆转性呢？对于此问题的回答具有重要的意义。如果肠化生可以逆转，就有可能进行治疗干预；如果肠化生不具可逆性，今后努力方向只能转向预防。

胃黏膜肠化生是否具有逆转性，目前尚存在争议。来自流行病学的证据显示，经过长期随访研究，发现肠化生可以逆转，但改变程度较小。

幽门螺旋杆菌感染被公认为肠化生的最主要病因。两项重要的研究为此提供了流行病学依据。一项为期10年的随访研究显示，在35例幽门螺旋杆菌感染病人中，最终有46%的病人出现肠化生。与此同时，无幽门螺旋杆菌感染的对照组中，未观察到有肠化生的发生。另一项对2 455例大规模样本研究显示，43.1%的幽门螺旋杆菌阳性病人出现肠化生，幽门螺旋杆菌阴性病人中肠化生的发病率只有6.2%。

此外，维生素C缺乏、胃酸减少和（或）胆汁返流等也是肠化生的发病因素。目前对此方面的研究报道较少，这可能成为未来肠化生研究的又一新领域。

肠化生的发病机制处于探索阶段。幽门螺旋杆菌毒力因子、肠道特异性转录因子、微卫星不稳定性等均参与发病环节，但尚不能肯定肠化生是由干细胞突变引起的胃上皮细胞表型的改变。肠化生在诊断上存在诸多困难。因此，严格的内镜评估以及正确的取检部位显得尤为重要。

关于根除幽门螺旋杆菌是否能够逆转肠化生的问题，受到胃肠病学界广泛的关注，但直到目前并未达成一致的意见。普遍认为单独根除幽门螺旋杆菌感染似乎不足以逆转肠化生。联合应用其他化学阻断剂以及中医药，可能是新的治疗途径。

不典型增生会癌变吗

增生是指当腺体有萎缩、消失时,常伴随颈部腺体的增生,这是一种对损伤的修复、代偿现象。不典型增生又称异型上皮增生,是指腺体在增生基础上,组织结构和功能出现了异常现象,即组织结构和功能的异型性。此种增生常见于慢性萎缩性胃炎。

不典型增生的腺体常呈灶性分布,与周围腺体一般有较清楚的分界,有时仅可见少数几个腺体有不典型增生的改变。主要表现是细胞核多形性、核染色过深、核质比例增大、胞质嗜碱性。不典型增生是形态学上的改变,必须通过组织病理学切片,在高倍显微镜下才能发现。不典型增生本身不是癌,但较易发生癌变。在2006年全国第二届慢性胃炎共识会议上,专家一致公认胃黏膜的不典型增生是重要的胃癌癌前病变。不典型增生的程度可分为轻、中、重度不典型增生,一般认为重度不典型增生已是癌变的边缘,应密切随访。

何谓胃黏膜上皮内瘤变

很多病人看到胃镜活检病理报告中"慢性炎症伴有低级别上皮内瘤变",会问"低级别上皮瘤变是癌症吗?"、"上皮内瘤变是什么意思?"、"有何临床意义?"

应该说,低级别上皮内瘤变可以看成癌症迹象,不能算是癌症,但易发展至胃癌。世界卫生组织(WHO)肿瘤新分类中指出:胃黏膜上皮内瘤变包括胃黏膜上皮结构上和细胞学上两方面的异常。结构异常指上皮排列紊乱和正常细胞极性丧失；细胞学异常指细胞核不规则、深染，核奖比例增高和核分裂活性增加。WHO 工作小组将上皮内瘤变分为 2 级：低级别上皮内瘤变（LGIN）和高级别上皮内瘤变（HGIN）。胃黏膜上皮内瘤变是胃的癌前病变，需要高度关注，高级别上皮内瘤变与早期胃癌有时很难区分。

上皮内瘤变与异型增生、不典型增生一样吗

广义来说，"不典型增生"就是上皮内瘤变。狭义来讲，不典型增生不完全等同于上皮内瘤变，因为细胞学上的不典型可以是反应性或修复性改变，也可以是肿瘤性改变。"异型增生"可以看作上皮内瘤变的同一词，但是异型增生侧重于形态学改变，上皮内瘤变更强调肿瘤演进的过程。上皮内瘤变的范围比异型增生更广泛。异型增生通常分为轻、中、重 3 级。低级别上皮内瘤变指上皮结构和细胞学异常限于上皮的下半部，相当于轻度和中度异型增生。高级别上皮内瘤变指上皮结构和细胞学异常扩展到上皮的上半部，乃至全层，相当于重度异型增生和原位癌。

幽门螺旋杆菌与慢性胃炎有哪些关系

有大量证据支持幽门螺旋杆菌为慢性胃炎的病原菌。① 慢性胃炎病人幽门螺旋杆菌的检出率很高（50%~80%），正常胃黏膜很少检出（0%~6%），慢性活动性胃炎

者更高（达90％以上）。

② 慢性胃炎尤其是慢性活动性胃炎病人血清中抗幽门螺旋杆菌抗体明显升高，可在其胃液中检出抗幽门螺旋杆菌免疫球蛋白。

③ 胃黏膜上幽门螺旋杆菌的数量与多形核白细胞的浸润成正比，幽门螺旋杆菌的感染的量与胃炎严重程度、活动性和胃上皮损伤及其程度呈明显正相关。幽门螺旋杆菌黏附较多的部位，上皮细胞变性，细胞内黏蛋白颗粒耗尽，胞质减少，核质比例增大。

④ 抗幽门螺旋杆菌治疗：幽门螺旋杆菌清除后胃黏膜组织的炎症明显改善，而感染复发者炎症又出现。

⑤ 志愿者口服幽门螺旋杆菌悬液引起胃炎的症状和病理变化。

⑥ 幽门螺旋杆菌人工感染动物模型获得成功，幽门螺旋杆菌能在胃内定居，并可引起慢性胃炎。

⑦ 自身免疫性胃炎、淋巴细胞性胃炎及术后胆汁返流性胃炎，幽门螺旋杆菌的检出率很低，提示幽门螺旋杆菌并不是胃炎的继发感染。

综上所述，幽门螺旋杆菌可能为胃炎的一种病原菌，至少是慢性胃炎的病因之一。幽门螺旋杆菌的致病机制尚未完全阐明，可能与下列因素有关：a. 幽门螺旋杆菌直接侵袭胃黏膜宿主细胞并诱发局部组织损伤；b. 幽门螺旋杆菌可产生多种酶及代谢产物，如尿毒酶及其产物氨、过氧化物歧化酶、蛋白溶解酶、磷脂酶 A_2 和 C 等，均可损伤胃黏膜，诱发炎性病变；c. 幽门螺旋杆菌促使胃泌素分泌增加，导致高胃酸状态，从而使胃黏膜受损；d. 幽门螺旋杆菌感染还可通过免疫反应造成组织损伤。

❧ 患了慢性胃炎会癌变吗 ❧

慢性胃炎是不同病因引起的胃黏膜炎症,其实质是胃黏膜上皮遭受反复损伤后,由于黏膜具有特异的再生能力而发生改建,最终导致固有胃腺体的萎缩,甚至消失。

慢性胃炎中的慢性萎缩性胃炎,很多人认为一定会发展为胃癌,这种看法是缺乏科学依据的。近年来国内外学者对萎缩性胃炎和胃癌的关系做了大量研究,结论是:a. 胃癌高发地区的人群中,萎缩性胃炎的发病率高;b. 胃癌周围的黏膜中,萎缩性变化多见。但是,这些研究并没有得出萎缩性胃炎必然发展成为胃癌的结论。

从病理学角度看,萎缩性胃炎的本质是胃固有腺体减少,胃癌的本质是胃腺体上皮的异常增生,两者在组织学上没有必然的联系。笼统讲萎缩性胃炎可以癌变,是没有科学依据的。

但是有下列情况需要注意和警惕:

① 少数萎缩性胃炎胃镜活检取材,病理提示发现有结肠型不完全性肠化和不典型增生,这两种胃黏膜病变可能发展为癌组织,应引起警惕和重视,定期随访胃镜。

② A 型萎缩性胃炎,常伴有胃酸缺乏,这种慢性胃炎据临床观察,癌变率确实很高,需要给予相应的治疗,定期内镜随访。

❧ 何谓胆汁返流性胃炎 ❧

胆汁返流性胃炎在临床上比较常见。胆汁返流性胃炎是由于从胆囊排入十二指肠的胆汁和其他肠液混合,通过幽门,逆流至胃,刺激胃黏膜,产生的炎症性病变。胆汁返流性胃炎的病因主要为胃大部切除胃空肠吻合术后,以及幽门功能失常和慢性胆道疾病等。

胆汁返流性胃炎的临床症状没有特异性,病人常有胃部饱胀感或不适,往往饭后加重,或有胃痛,或胃部发凉,可伴腹胀、嗳气、反酸、烧心、恶心、呕吐、胃振水音、肠鸣、排便不畅等;严重的还可有胃出血,表现为呕血或排黑便(柏油样便)以及大便潜血试验呈阳性等。胆汁性呕吐是其特征性表现。由于胃排空障碍,呕吐多在晚间或半夜时发生,呕吐物中可伴有食物,偶有少量血液。害怕进食后症状加重,病人减少食量,可发生贫血、消瘦、营养不良、腹泻等表现。

胆汁返流性胃炎是怎样形成的?胆汁又为何会到胃里去呢?正常情况下,胃的幽门口是收缩关闭的,当胃内食物经胃蠕动排入十二指肠时,幽门口舒张开放,食物排空后,幽门口又收缩关闭,从而防止胆汁返流入胃。但当出现下述情况时,诸如胃部分切除术后,施行过迷走神经切断和幽门成形术、胃肠吻合术后,进行过胆囊摘除术,先天性幽门口关闭不全和胃十二指肠疾病等,可破坏幽门口的"把关"作用,于是可发生胆汁返流。在临床上,胆汁返流性胃炎最多见于十二指肠球部溃疡病人,此时有可能破坏了生理性胃窦与十二指肠的协调运动,或由于球部病变导致机械性返流,均可破坏胃窦部黏膜。

胆汁返流是怎样造成胃黏膜损伤形成胃炎的呢?胆汁返流时,十二指肠液中的成分如胆汁(内含胆酸)、胰酶和卵磷脂等可破坏胃黏膜的屏障作用。其中,胆酸可溶解胃中的黏液(黏液有保护胃黏膜作用)和破坏黏膜表层细胞,这样导致胃酸直接刺激胃黏膜使之受损;进入胃内的胆汁,还能激活卵磷脂 A，使卵磷脂变为溶血卵磷脂而破坏细胞膜。另外，当碱性的十二指肠液与酸性的胃液中和，胃窦 pH 值（酸碱度）接近中性时，可激活胰酶引起胃黏膜损伤。胆囊切除后胆汁返流性胃炎的发病率也增高（有学者报道，60％的该病病人有胆囊切除史），这与十二指肠内一天 24 小时都有胆汁不间断地流入有关（正常情况下，胆汁是餐后定时进入十二指肠的）。

什么是急性胃炎

急性胃炎可分为单纯性、腐蚀性、感染性和化脓性 4 种。常见为单纯性胃炎。急性胃炎可由化学因素（药物、烈酒等）、物理因素（过冷、过热或过粗糙的食物）、微生物感染或细菌毒素（沙门菌属、嗜盐菌致食物污染，金黄色葡萄球菌的毒素和肠道病毒感染等）引起。致病因子直接损伤胃黏膜表面细胞，削弱胃黏膜的再生能力，破坏了胃黏膜屏障。另外，胃黏膜缺血和胃酸分泌过多也参与作用。胃炎所造成的病理改变为胃黏膜充血、水肿、黏液增多、出血、糜烂及退行性改变等。细菌或病毒所致的急性胃炎，在进食被污染食物数小时或 24 小时后急性起病。可有上腹不适、疼痛、恶心、呕吐，因常伴发肠炎性腹泻，故又称急性胃肠炎。重者可出现发热、脱水、酸中毒、休克等症状。一般病程短暂，数天内可好转自愈。发病后要停止一切对胃有刺激的饮食和药物，多饮水，短期禁食。必要时服用消炎药。注意饮食卫生，勿暴饮暴食，节制饮酒，不吃不易消化或腐败变质食物是防止急性胃炎发生的关键。

急性胃炎有哪些类型

急性胃炎是由不同病因引起的胃黏膜急性炎症,是胃黏膜自限性的疾病。它是由不同病因引起的胃黏膜,甚至胃壁(黏膜下层、肌层、浆膜层)的急性炎症。该病的主要病因有细菌和毒素的感染,理化因素的刺激,肌体应激反应及全身疾病的影响等。

有人根据病因的不同,急性胃炎可以分为急性外因性胃炎(包括单纯性胃炎、腐蚀性胃炎、糜烂性胃炎和药物性胃炎)和急性内因性胃炎(感染性胃炎、化脓性胃炎、全身性疾病合并胃炎、过敏性胃炎和应激性胃炎)两种。凡是致病因子经口进入胃内引起的胃炎称为外因性胃炎,凡是有害因子通过血循环到达胃黏膜而引起的胃炎称为内因性胃炎。临床最常用的简单分型方法是将急性胃炎分为单纯性、糜烂性、腐蚀性和化脓性。一般以急性单纯性胃炎为多见。

患急性胃炎有哪些病因

急性单纯性胃炎病因多元化,主要由化学物质、物理因素、微生物感染或细菌毒素等引起。过热、过冷的食物,浓茶,咖啡,烈酒及药物(特别是非甾体类抗炎药物,如阿司匹林、吲哚美辛(消炎痛)、布洛芬、保泰松和碘制剂、利血平及肾上腺皮质激素等)均可刺激胃黏膜,破坏黏膜屏障,引起急性胃炎。进食受细菌的污染或毒素的食物数小时后即可发生胃炎或同时合并肠炎,此即临床上常见的"急性胃肠炎"。急性胃炎的胃黏膜病变主要为充血、水肿、黏液分泌增多、表面覆盖白色或黄色渗出物,可伴有点状出血和轻度糜烂,也可为弥散性。

急性糜烂性胃炎又称出血糜烂性胃炎、应激性溃疡等。一般认为主要病因是由于各种外源性或内源性致病因素引起黏膜血流减少或正常黏膜防御机制的破坏加上胃酸和胃蛋白酶对胃黏膜的损伤。外源性因素包括某些药物,如非甾体类抗炎药、某些抗生素、乙醇等;内源性因素包括严重感染、严重创伤、颅内高压、严重烧伤、大手术、休克和过度紧张劳累等。另外,有精神神经功能障碍、应激状态、各种因素所致的机体变态反应及某些全身性疾病,如弥散性肝病、门静脉高压、尿毒症。慢性肺源性心脏病、呼吸功能衰竭、维生素缺乏病、小肠吸收不良及晚期癌肿等均可作为内源性刺激因子,引起胃黏膜急性炎症。在这些应激状态下,交感神经的兴奋可以使胃黏膜血管痉挛收缩,血流量减少;迷走神经的兴奋可以使黏膜缺血缺氧加重,导致胃黏膜上皮损伤,发生糜烂和出血。

急性腐蚀性胃炎是由于吞服强酸、强碱或其他腐蚀剂所引起。硝酸、硫酸、盐酸、氢氧化钾、氢氧化钠、氯化汞等均可引起腐蚀性胃炎。主要的病理变化是黏膜充血、水肿和黏液增多,严重者可发生糜烂、溃疡、出血以及穿孔。

急性化脓性胃炎临床较为少见,大多由化脓菌通过血液循环或淋巴循环播散至胃壁所致。

患消化性溃疡有哪些病因

消化性溃疡是指胃肠黏膜层的局部缺损,直径一般为0.3~2.5厘米,深度可达黏膜肌层,也可深达黏膜下层,愈合后常有瘢痕形成。之所以称为"消化性",是因为既往认为溃疡的发生是由于胃酸和胃蛋白酶对黏膜自身消化所形成,其实胃酸和胃蛋白酶只是溃疡形成的主要原因之一,还有其他原因可促成溃疡,至今一直沿用"消化性溃疡"之名。

消化性溃疡病可能的病因,包括生物性、物理性和化学性,它们通过不同的发病机制加强对黏膜的侵袭因素,减弱黏膜的防御因素,故当对胃肠道黏膜的侵袭因素超过防御因素时,就会发生溃疡病。目前认为,幽门螺旋杆菌是大多数消化性溃疡,特别是十二指肠溃疡的主要病因。已得到肯定的常见病因还包括非甾体类抗炎药和应激状态,这两者可引起不同程度的胃肠道黏膜病变,包括急、慢性溃疡。一定水平的胃酸存在是绝大多数消化性溃疡发病的必要条件。少数消化性溃疡可能继发于病毒感染等少见病因。营养和吸烟等因素与溃疡病的发生也有一定关系。

消化性溃疡发病的侵袭因素包括胃酸、胃蛋白酶和幽门螺旋杆菌,此外还有胆盐、非甾体类抗炎药等。保护因素包括黏液－碳酸氢盐、黏膜屏障等。幽门螺旋杆菌感染是大多数十二指肠溃疡的主要病因,其致病的基本过程目前认为是胃黏膜受到幽门螺旋杆菌感染,在其毒性因子作用下,出现局部炎症反应及高胃泌素血症,生长抑素合成、分泌水平降低,胃蛋白酶及胃酸水平升高,导致溃疡的形成。胃酸对胃黏膜的直接损伤与其同胃蛋白酶结合在一起造成对黏膜的"消化作用",致使胃酸成为损伤黏膜的主要侵袭因素,胃蛋白酶在高酸状态下可呈现很强的黏膜消化作用,它也被认为是致溃疡侵袭因素之一,故胃酸和胃蛋白酶的增高,也是患十二指肠溃疡病的主要原因之一。少数消化性溃疡发病机制中也可能与吸烟、药物、饮食、精神及遗传因素有关。一般讲,十二指肠溃疡的发病是侵袭因素增强为主,胃溃疡的发病是胃黏膜的防御能力减弱为主。

凡有幽门螺旋杆菌感染者,长期服用非甾体抗炎药、肾上腺皮质激素、降压药物(如利血平)者,以及有消化性溃疡家族史的人,长期吸烟的人,暴饮暴食或不规律进食的人,居住高山地区者,均易发生消化性溃疡。男性发病多于女性,年轻者多于年老者。某些慢性病如肝硬化、慢性阻塞性肺部疾病、类风湿、尿毒症等,少见病如原发性甲状旁腺功能亢进症、胃泌素瘤等疾病,也易发生消化性溃疡。

何谓胃蛋白酶? 与溃疡有哪些关系

胃蛋白酶是一种蛋白质消化酶,在胃内对蛋白质有初步分解消化作用。但是,胃蛋白酶并非由胃内直接分泌,而是在胃酸的作用下由胃蛋白酶原转化而来。胃蛋白酶原是由胃黏膜层胃底腺的主细胞所分泌。胃蛋白酶原本身并无活性,只有在酸性条件下才能被激活成为有活性胃蛋白酶。据检测,当胃内 pH 小于 5 时才有此激活转化作用。不仅胃蛋白酶原转化为胃蛋白酶需要胃酸参与,胃蛋白酶的活性也与胃酸也有直接的关系。据研究,胃酸增多,胃内 pH 在 1.8~3.5 之间活力最强。

胃蛋白酶是胃溃疡形成的重要攻击因子之一,它可与盐酸(胃酸)一起导致溃疡的形成。胃蛋白酶分泌增加或胃酸分泌增加均可导致溃疡。当胃黏膜的防御功能减弱时,胃蛋白酶的攻击力量相对处于优势,也可导致溃疡的形成。目前已发现迷走神经、消化道激素等可刺激胃蛋白酶分泌增加,进一步发现主细胞分泌胃蛋白酶原的受体。阻断这些受体对胃蛋白酶原的分泌作用,可减少胃蛋白酶原的产生,从而减弱胃蛋白酶对胃黏膜的消化侵蚀作用,有利于溃疡的愈合。

良性与恶性溃疡应怎样鉴别

胃部病变包括良性和恶性溃疡、胃炎以及胃的功能性消化不良等,症状可以非常相似,往往缺乏体征。从临床表现上来鉴别胃的良、恶性溃疡比较困难,但典型的病例在临床上还是有差异的,鉴别见下表:

临床特征	良性溃疡	恶性溃疡
年龄	多见于青、中年	多见于中年以上,近年来发病年龄有所提前
病程	长,数年或数十年	较短,多在半年至1年
疼痛特点	有周期性和节律性	呈进行性和持续性加重,或原有的疼痛节律消失
体征	上腹部轻压痛	除上腹部压痛外,有时可有上腹包块
一般状态	良好	消瘦、贫血、乏力等全身症状
药物治疗	有效	无效或短期有效
粪便隐血	活动期阳性,治疗后转阴	多持续阳性
胃液	胃酸正常或稍低	胃酸低或缺乏
组织病理	无瘤组织	有瘤组织
治疗反应	治疗数日内症状缓解,2周后溃疡都减小1/2以上	疗效不明显,早期病例有的也可见症状改善

消化性溃疡有哪些特殊类型

消化性溃疡常见的发病部位主要在胃和十二指肠球部,大多是单个的,占消化性溃疡的绝大多数。因此常分别称之为"胃溃疡"或"十二指肠球部溃疡"。临床上,除了上述部位的溃疡外,消化性溃疡还可以发生在消化道的其他部位,如发生于食管的"巴瑞特溃疡"、发生于回肠末端的"麦克氏憩室溃疡"、发生于胃肠吻合术后的"吻合口溃疡"、发生于十二指肠球部后的"球后十二指肠溃疡";发生于胃内特殊部位的溃疡,如"幽门管溃疡",因其临床表现特殊也将其划入特殊类型的消化性溃疡;又可根据特殊年龄段发生的溃疡,将儿童及老年人消化性溃疡也列入特殊类型的溃疡;此外,根据消化性溃疡的数目、大小及形状,可分为"胃和十二指肠复合溃疡"、"多发性溃疡"、"对口溃疡"、"巨大溃疡"及"线状溃疡"等类型。这些特殊溃疡的临床表现、诊断治疗与一般的胃溃疡、十二指肠球部溃疡有所不同,有它们各自的特殊性,所以把这些溃疡称之为特殊类型的消化性溃疡。

复合性溃疡是指胃及十二指肠同时存在溃疡。复合性溃疡常先有十二指肠溃疡,后有胃溃疡。然而5%~8%的病人胃溃疡先于十二指肠溃疡。复合性溃疡的临床症状与一般溃疡病相似,但病人往往病史较长,容易合并出血,幽门狭窄的发生率较单独胃溃疡和十二指肠溃疡高。复合性溃疡药物治疗的疗程相对要长,容易复发。

消化性溃疡一般以单个溃疡多见,少数病人在胃或十二指肠发生多个溃疡。多发性溃疡可以活动期、愈合期或瘢痕期并存,临床症状与一般溃疡相似,很容易漏诊。多发性胃溃疡多由用诱发胃溃疡的一些药物所致,如阿司匹林和其他消炎止痛药。十二指肠球部多发性溃疡容易引起十二指肠球部变形,高度变形常可发生狭窄,从而引起梗阻。多发性溃疡在治疗上与一般的消化性溃疡相同。

对口溃疡是指同时发生于胃的前后壁相对位置上的溃疡,好发于胃角部、胃窦部及胃小弯。当胃空虚时,两个溃疡之间可互相贴近形成对吻状,所以又称之对吻性溃疡或对称性溃疡。十二指肠球部也可在小弯侧与大弯侧发生对口溃疡,已形成瘢痕的溃疡之间隆起的皱襞常常可引起十二指肠变形。它的临床表现和治疗与一般的溃疡相同。

幽门管位于胃的末端,在胃与十二指肠交界处的近侧2厘米范围内。在这个范围内的溃疡称为幽门管溃疡。幽门管溃疡男性居多,它的特点是缺乏典型溃疡的周期性和节律性疼痛,餐后常立即出现上腹痛。虽然幽门管溃疡一般较小较浅,但活动期容易引起幽门水肿、痉挛,同瘢痕期易造成狭窄一样,病人容易因幽门梗阻而出现腹胀、呕吐。大多数幽门管溃疡经过正规的内科治疗可以取得满意的效果,但疗程需稍延长。

十二指肠第一段球部以后的消化性溃疡称为球后十二指肠溃疡,简称球后溃疡,可以与十二指肠球部溃疡同时存在。并发症比较多,常见有出血、梗阻以及穿孔。出血的发生率是一般球部溃疡的 2~4 倍。而且出血量大。该部位胃镜下止血比较困难,往往出血不容易控制。X 线钡餐不易发现球后溃疡,故漏诊率较高;胃镜如只观察十二指肠球部,不继续插入十二指肠降部也不容易发现球后溃疡。球后溃疡的治疗同一般的消化性溃疡,但是对药物的治疗效果欠佳,愈合较慢。故主张药物治疗的疗程适当延长。

穿透性溃疡是指胃或十二指肠溃疡破溃胃壁或十二指

肠壁全层,并与周围组织脏器粘连。实际上是一种局限性的穿孔。穿透性溃疡的上腹痛症状往往无节律性,疼痛较持续,而且程度较重,不容易缓解。胃的穿透性溃疡可以同腹腔的网膜、横结肠以及腹壁等粘连,疼痛部位偏左;十二指肠穿透性溃疡若与肝胆粘连,疼痛的部位偏右,有时右肩胛下会有放射痛;球后溃疡常呈慢性穿透,可与胰腺发生粘连,痛可放射到后背部第6～10胸椎之间,甚至侵及胆总管引起梗阻性黄疸。如果内科治疗不能促使愈合,应采取外科手术治疗。

吻合口溃疡是指胃十二指肠吻合术或胃空肠吻合术后,吻合口及其附近发生的溃疡。它的发生率与胃大部切除的方式有关,单纯胃肠吻合术后的发生率最高;胃大部切除术后的发生率较低。大多数发生在吻合口的肠侧。吻合口溃疡以内科治疗为主,但时间要长,药物剂量要充分。

如果胃溃疡大于等于3厘米,称为胃巨大溃疡;如果十二指肠溃疡直径大于等于2厘米,称为十二指肠巨大溃疡。巨大胃溃疡应该注意胃镜下活检,尤其是正规治疗后最好胃镜复查,以便排除恶性溃疡。十二指肠巨大溃疡常常发生于后壁,也可侵及胰腺,或发生出血、穿孔或十二指肠梗阻等并发症。治疗一般以内科药物治疗为主。如果有出血,可先进行内镜下止血。如果并发症严重,可进行手术治疗。

线状溃疡的形状类似线条状。胃的线状溃疡常常与胃的纵轴垂直,长度大于3厘米;十二指肠线状溃疡指溃疡长度超过肠管全周1/4。十二指肠线状溃疡较胃的线状溃疡多见,线状溃疡在临床上较难治愈,应适当延长疗程。

一般将经过 H_2 受体拮抗剂正规治疗8周不愈合的十二指肠溃疡和12周不愈合的胃溃疡称为难治性溃疡。合并幽门螺旋杆菌的感染是难治性溃疡的一个重要因素,其他因素还应注意:a. 治疗是否充分。b. 病人治疗期间同时有不良生活习惯或诱因存在。c. 合并穿透性溃疡,或将胃、十二指肠恶性肿瘤及胃酸高分泌的胃泌素瘤误诊为消化性溃疡。治疗方面,对幽门螺旋杆菌阳性者可用质子泵抑制剂加2个抗生素三联治疗,在抗幽门螺旋杆菌治疗结束后4周,再作1次幽门螺旋杆菌是否根除的评价。如幽门螺旋杆菌阴性的难治性溃疡,应去除有关影响因素,采取系统的合理治疗,增加药量,延长用药时间,大部分难治性溃疡可以愈合。

小儿的消化性溃疡病的临床表现随年龄不同而有很大的差异。婴幼儿病人的临床表现变异更大,6岁以后逐渐与成人相似。新生儿消化性溃疡常起病急,有明确的基础病变或用药史,以呕血、黑便、穿孔等症状最常见,胃穿孔常常为溃疡病的首发表现。穿孔的体征常不明显,可以表现为持续进行性腹部膨隆、伴有呕吐和呼吸困难、发热等全身中毒症状,常很严重。直立位或侧卧位腹部平片检查时,可发现游离气体,可帮助诊断。婴儿期消化性溃疡常表现为恶心、呕吐、纳差,体重增长缓慢,在该组年龄中,继发于其他疾病、创伤和手术的应激性溃疡也不少见。幼儿期消化性溃疡常有腹部不适、腹痛常位于上腹部或脐周,疼痛部位不固定,无规律性,其中40%有明显的夜间腹部疼痛,但儿童常不能准确地描述疼痛的部位和性质,出血、穿孔和幽门梗阻均可能发生。6岁以后症状逐渐与成人相似,上腹疼痛、夜间痛、进食后可以缓解,往往在几小时后复发。如疼痛加重并放射至背部,提示有穿透至胰腺的可能,出血并引起贫血的情况也不少见。

何谓应激性溃疡

人体在受到急性严重应激,如外伤、烧伤、大手术、颅脑病变、严重感染、休克、多脏器功能衰竭、心肌梗死、成人呼吸窘迫综合征、肾功能衰竭、弥散性血管内凝血等,上消化道黏膜由于应激使血流量减少,黏膜屏障功能减弱,广泛的黏膜缺血,造成黏膜水肿、糜烂、点片状出血,继而可形成多发性浅而不规则溃疡或单发孤立较深的胃及十二指肠溃疡,并可以合并出血。应激性溃疡是指应激状态下上消化道的急性溃疡。实际上是由于上述应激状态下,上消化道病变过程的一个阶段。应激状态下仅有糜烂和点片状出血而无溃疡者,可称为急性出血性胃炎。近年来一般用"急性应激性胃黏膜病变"的名称来概括,包括应激性溃疡、急性出血性胃炎在内的疾病。对那些严重烧伤、外伤、肝功能衰竭、肾功能衰竭、呼吸衰竭、严重感染、休克、中枢神经系统病变、大手术后出现的上腹痛、上消化道出血或穿孔,应首先考虑应激性溃疡。该病多于应激后 10 天左右发病,可发生于任何年龄,无男女差异。临床表现为上消化道大出血,如呕血、黑便,发病多突然,常无前驱征兆且不易止血。此外,可有上腹痛、腹胀、恶心、呕吐、反酸等消化系统症状,但较一般胃、十二指肠溃疡病为轻。早期内镜检查是确诊的重要方法,不仅可明确诊断,还可进行内镜下止血治疗。但要注意:应激性溃疡的病人相对较重,做胃镜前应采取相应措施,以防可能出现的内镜并发症。

什么是胰源性溃疡

也称胃泌素瘤或卓-艾综合征,为非 β 胰岛细胞瘤。主要是因胃窦部、十二指肠的 G 细胞增生,分泌大量的胃泌素,引起多发性、难治性消化性溃疡。主要症状为顽固性消化性溃疡,病程长达数年至数十年,也可有暴发型。溃疡为多发性,常发生于十二指肠,也可见于胃、食管、空回肠等。可通过胃酸测定、血清胃泌素测定、影像学检查等予以确诊。诊断明确者首选的治疗是外科手术治疗。

消化性溃疡发病与 情绪有什么关系

中医学往往把情志不和列为消化性溃疡的主要原因之一。心理学家也认为消化性溃疡是一种心身疾病。精神刺激和情绪变化能够改变胃酸的分泌。研究发现,怀有敌对情绪、内疚及受挫等心态的人可使胃酸增高。正常人在高校考试前,消化性溃疡病人在手术前或情绪紧张时,多有基础胃酸分泌增加。此外,在严重情绪紧张期间因高酸分泌而发生消化性溃疡的病人,随着紧张情绪的缓和,胃酸分泌减少,消化性溃疡症状消失。最为生动的例子是第二次世界大战期间,德军多次空袭英国伦敦,当时人们极为紧张,这期间胃及十二指肠溃疡穿孔的发生率上升。研究发现,人在精神应激状态时,除使胃酸分泌增加外,胃的其他分泌功能和运动功能都可改变。同时由于交感神经兴奋,而胃、十二指肠的血管收缩,黏膜血流量下降,削弱了黏膜自身防御功能,也容易导致消化性溃疡。

胃溃疡与十二指肠溃疡 应怎样鉴别

在消化性溃疡中,以胃溃疡和十二指肠溃疡最常见,但这两个疾病在流行病学、发病机制等方面有些不同。如在一般人群中,十二指肠溃疡比胃溃疡多见,十二指肠溃疡在年轻人中发病率较高,胃溃疡常见于中老年病人,发病年龄的高峰在 50~60 岁。与十二指肠溃疡相比,胃溃疡的发病高峰比十二指肠溃疡晚 10 年左右。十二指肠溃疡和胃溃疡在临床症状上也有不同,如节律性上腹痛,十二指肠溃疡常在两餐之间,至下餐时缓解,所谓饥饿痛;胃溃疡疼痛多在餐后 1 小时左右,经 1~2 小时后缓解,至下餐进食后再复发生,所谓饱餐痛,其节律性疼痛常不像十二指肠溃疡那样典型。胃溃疡和十二指肠溃疡也有不同的发病机制。十二指肠溃疡的发病是侵击因子增强的缘故,特别是胃酸分泌增多有重要意义;胃溃疡的发病主要是与胃黏膜的防御因子减弱有关。特别是药物、胆汁返流导致胃黏膜损伤更具有重要性。这两个发病机制不同,对其防治有指导意义。

药物会引起消化性溃疡吗

有些药物会引起胃、十二指肠溃疡,以非甾体抗炎药最为明显。长期口服这些药物的病人中,有 10%~25% 的病人发生消化性溃疡,其中以胃溃疡更为多见。其发病的危险性与服用的剂量大小和疗程长短有关,与个体对这类药物的敏感性也有一定关系。非甾体抗炎药之所以损伤胃黏膜,除了药物对胃黏膜的直接作用外,这类药物抑制了体内环氧化酶的活性从而干扰了胃、十二指肠黏膜内的前列腺素的合成,使前列腺素减少,削弱了胃、十二指肠黏膜的保护作用。

长期使用肾上腺皮质激素也可以诱发消化性溃疡,其原因或许是这类药物可使黏液生成减少,从而影响黏膜的防御功能。肾上腺皮质激素还可影响前列腺素的合成,减弱对胃、十二指肠的保护作用。

利血平具有组胺样作用,可增加胃酸分泌,故有潜在的致溃疡作用。

何谓胃 Dieulafoy 病
(杜氏溃疡)

胃 Dieulafoy 病是一种少见但不罕见的上消化道出血性疾病,是胃黏膜下恒径动脉畸形引起的出血,特点是病灶小出血量大且反复,严重者危及生命。该病系先天性疾患,又称胃恒径动脉综合征。1898 年,法国外科医生 Dieulafoy 首先报道 3 例因胃恒径动脉破裂致上消化道出血而死亡的病例,该病因而命名。

该病被学者认识至今已 100 多年。随着认识提高、检查手段深入,病例发现增多,Dieulafoy 损害逐渐被国内学者所认识,但还有一些问题十分模糊,名称也不统一,诸如单纯浅表性溃疡、黏膜下畸形动脉、恒径小动脉、孤立性胃黏膜糜烂、dieulafoy 糜烂、dieulafoy 溃疡、dieulafoy 血管畸形、盖 – 杜氏(Gallard – Dieulafoy)溃疡,临床均有使用。1996 年国内诊断标准称其为 Dieulafoy 病(又称胃黏膜下恒径动脉破裂出血)。

Dieulafoy 病占上消化道出血的 0.3%。所有 Dieulafoy 病均表现为重症出血,病死率 2.9%,发病年龄平均 52 岁,男女比例 3.2:1。胃 Dieulafoy 病以间歇性反复性呕血或柏油样便为主要症状。起病常突然、无明显征兆,急性大量呕血伴休克,经大量输血补液仍不能维持血压,有些病人在血压下降后出血停止,但一经输血恢复血压后再次出血,随血压升降而反复出血,一旦处理不当终至死亡。

饮酒、刺激性药物或食物、高血压及应激可能为其诱因。无胃病、无肝病史而突然不明原因大出血,尤其是呕血,应考虑到该病。

该病病因尚未阐明,多数认为是由先天性黏膜下血管发育异常引起。正常人胃壁供血主要依靠胃短动脉,其进入胃体后分支逐渐变细,逐渐在胃黏膜下形成毛细血管网。若达黏膜下层动脉分支内径缺乏渐细过程,并保持管径不变细称,恒径小动脉。恒径小动脉是血管发育畸形所致。Dieulafoy 病胃黏膜下恒径动脉畸形,直径通常为 1~4 毫米,为正常 5~20 倍。此种迂曲扩张的血管压迫局部胃黏膜,使受压胃黏膜发生血液循环障碍,同时因局部黏膜经常受食物机械刺激、过量饮酒及吸烟,胆汁返流或服用黏膜损伤药物等多种因子,引起该处黏膜糜烂、缺损。随年龄增长,血管硬化弹性减退,胃蠕动时动脉受外压、易致血管破裂出血。

Dieulafoy 病的诊断依赖及时的胃镜检查,上消化道出血应争取在 24 小时内进行。胃镜检查及时与否直接影响病变检出率的高低。

对反复呕血、胃镜未能确诊的病人可选择性血管造影,经腹动脉插管至腹腔动脉造影可检出 0.5 毫升/分出血点,在局部发现造影剂呈点状或线状外溢、曲张血管或动脉畸形等病变。动脉造影是诊断该病较安全、实用的方法,准确诊断率达 20%~30%。但动脉造影检查是一种有创性检查方法,病人病情重笃,国内临床急诊动脉造影较少开展,至今国内使用该法极少。

哪些因素会诱导消化性溃疡复发

据最近研究,消化性溃疡的复发与以下几个因素有关:

① 幽门螺旋杆菌感染:非但与消化性溃疡的发病有关,且与消化性溃疡的复发有很大关系。有学者总结分析了 700 例十二指肠溃疡病人的复发情况,发现未根除幽门螺旋杆菌者,1 年内溃疡复发率为 80％,根除者,其复发率仅为 4％;对胃溃疡病人,同样幽门螺旋杆菌未根除者,一年内复发率为 47％,根除者 1 年中无 1 例复发。目前公认未根除幽门螺旋杆菌是消化性溃疡复发的一个重要因素。

② 药物因素:常见的药物有非甾体抗炎药、肾上腺皮质激素、利血平,它们既是消化性溃疡的致病因素,也是消化性溃疡的复发因素。患有消化性溃疡的病人,如服用上述药,可使已愈合的溃疡复发,特别是胃溃疡。

③ 吸烟、饮酒和其他饮料:据流行病学资料证明,吸烟可增加十二指肠溃疡的复发。有文献报道,同样每晚服用雷尼替丁 150 毫克作维持治疗十二指肠溃疡,观察 1 年,吸烟者溃疡复发率为 23％,不吸烟者为 3.3％,两组有非常显著差异。因表明吸烟是一个使溃疡复发的因素。研究表明,虽然饮用白酒、红酒、咖啡、可口可乐和茶叶等饮料均可明显刺激人的胃酸分泌增加,但还没有足够资料证明饮用酒和上述饮料能增加消化性溃疡的复发。

④ 饮食:目前尚未证实不同的食物对消化性溃疡的发病和复发有何影响,但多认为三餐无定时、暴饮暴食是一个常见促发消化性溃疡复发的因素。

⑤ 精神神经因素:现多认为精神紧张、焦虑、情绪不稳定、患有其他严重疾病而处于应激状态的人,易使消化性溃疡复发。

⑥ 不同抗溃疡药物对消化性溃疡复发的关系:有报道称用 H_2 受体拮抗剂治愈的十二指肠溃疡,复发率高于用抗酸药治愈者,以质子泵抑制剂治愈的消化性溃疡较 H_2 受体

拮抗剂治愈者的复发率高,常停药后不久即复发;以铋剂治愈的十二指肠溃疡复发率低,年复发率为3.7%。

幽门螺旋杆菌是怎样传染的

幽门螺旋杆菌感染的传染源目前已公认是人。人与人之间是怎样传播的? 较多的有以下几种方式:a. 粪—口传染,这是大多已公认的,在幽门螺旋杆菌感染病人的粪便中分离到幽门螺旋杆菌,且也证实经粪便排出体外的幽门螺旋杆菌在4℃水中至少存活一年。国内学者以聚合酶链反应(PCR)法在污水中已检出幽门螺旋杆菌,证实幽门螺旋杆菌在水中能存活。这样粪便中的幽门螺旋杆菌可污染水源及食物而传播。b. 口—口传染。对这个方式,目前还有争论,主要是在口腔唾液中或牙斑里是否能发现有幽门螺旋杆菌,经许多学者研究,结果很不一致,有认为已找到,也有认为很少找到或根本找不到。但大多学者在唾液和牙斑中找到幽门螺旋杆菌。根据流行病学调查显示,西非儿童的幽门螺旋杆菌感染率高,可能是由于他们的母亲习惯于先将食物嚼碎后再喂孩子引起的。我国是高幽门螺旋杆菌感染率的国家,原因可能与共用食具的传统习惯而导致幽门螺旋杆菌口—口途径传播有关。c. 经内镜传播:这是大家公认的。d. 密切接触:密切接触增加了感染机会,幽门螺旋杆菌感染呈现明显的家庭聚集现象。

密切接触会发生 幽门螺旋杆菌感染吗

密切接触增加了幽门螺旋杆菌的感染机会,使得幽门螺旋杆菌感染呈现明显的家庭聚集现象。曾有学者对93例有或无幽门螺旋杆菌感染儿童的家庭成员进行了血清抗幽门螺旋杆菌抗体测定。结果发现，幽门螺旋杆菌阳性儿童的34名父母中，有25例幽门螺旋杆菌阳性；幽门螺旋杆菌阴性儿童的33名父母中，仅8例幽门螺旋杆菌阳性，两者差异显著（P小于0.001）。幽门螺旋杆菌阳性儿童的22例同胞中有18例幽门螺旋杆菌阳性；幽门螺旋杆菌阴性儿童的37位同胞中，仅5例幽门螺旋杆菌阳性（P小于0.001）。另一位学者调查了一个家庭，其中8名成员感染了幽门螺旋杆菌，做脱氧核糖核酸（DNA）内切酶分析，证实为同一个菌株。有学者作了同样调查，发现幽门螺旋杆菌阳性者的家庭成员幽门螺旋杆菌阳性率为68.7%，而阴性者家庭成员幽门螺旋杆菌阳性率仅为15.4%。以上研究表明，幽门螺旋杆菌感染在家庭内有聚集现象。

密切接触传播还使学校及孤儿院里孩子的幽门螺旋杆菌感染率增高。也有一位学者对一所弱智学校的儿童进行调查，发现他们不但有较高的感染率，而且有多人感染相同菌株的现象。

密切接触传播可能是由于人与人之间彼此传播引起，也可能是暴露于共同的传染源之故。幽门螺旋杆菌感染在配偶中呈现高感染率，提示幽门螺旋杆菌感染的传播，居住条件较遗传因素更为重要。

什么是胃癌

胃的恶性肿瘤很多，如腺癌、淋巴癌、恶性肉瘤等。胃黏膜上皮组织长出的腺癌占了胃恶性肿瘤的绝大多数，达50%~90%。因此通常胃癌指的就是这种恶性肿瘤。在胃癌早期70%以上病人毫无症状,中晚期可出现上腹部疼痛、消化道出血、穿孔、幽门梗阻、消瘦、乏力、代谢障碍以及癌肿扩散转移而引起的相应症状。胃癌在任何年龄均可发生,以50~60岁居多。胃癌具有起病隐匿、早期常因无明显症状而漏诊、易转移与复发和预后差等特点。其他种类的胃恶性肿瘤,例如胃淋巴癌,胃肉瘤等,这些较罕见的胃恶性肿瘤的治疗方法与预后不同于胃腺癌。胃淋巴瘤是:胃壁的免疫组织的癌症,它们大约占胃癌症的4%。胃肉瘤:从胃壁的肌肉或结缔组织生长出来,胃肉瘤大约占胃的恶性肿瘤的2%。另外,还有类癌肿瘤(Carcinoid):这是会产生激素(荷尔蒙)细胞的肿瘤,绝大多数不会蔓延至其他器官,类癌大约占胃恶性肿瘤的3%。

胃癌的好发年龄

　　胃癌发病率存在年龄、性别差异。随着年龄增长,发病率也随之增加。在高发国家如日本,男性从10岁组开始发生,20岁后随年龄增长而上升,40岁后发病率明显增高,65~80岁发病率达到最高峰。我国胃癌不同年龄组的发病率和病死率,以上海市为例,15岁以下极少发病,15岁开始随年龄增长而上升,35岁以后明显增加,40岁以后迅速上升,到75~80岁达到高峰,55岁以上的胃癌占胃癌总数的70%。我国胃癌平均死亡年龄男性为61.1岁,女性为62.2岁。近年来,青年人胃癌发病率有上升趋势,青年人胃癌约占胃癌总数的5%。

　　以性别而论,胃癌在男性较女性为常见,国外男女胃癌的发病比例低于2:1;我国胃癌男性病人远较女性病人为多,其比例为3~4:1。但在40岁以下的低年龄组中,女性胃癌发病率超过男性。

哪些职业易患胃癌

专家认为,胃癌危险性的增高与某些职业有关,如煤矿工、从事非铁金属工作的工人、翻砂工、锻工、煤气工人及暴露于矽尘的工人。在前瞻性研究中观察到胃癌病死率较高的职业有矿工及采石工341.9/10万,交通运输工140.5/10万,服务工124.6/10万和书写工123.8/10万。农民、伐木工、渔民的病死率为118.2/10万,技工、产品加工工为116.4/10万,均高于特殊专业技术工(105.2/10万)、售货员(96.1/10万)、经理和官员(65.4/10万)。上海分析了1973~1977年工交财贸系统男性胃癌死亡职工4 936例的工种,占前6位的是木工、炊事员、司炉工、财会人员、司机、油漆工。此外,从接触石油制品工厂的工厂调查中发现,从事原油、柴油、煤焦、乙醇等工种,1975~1979年调整发病率高于上海市平均发病率1.7倍。内蒙昭盟地区牧民胃癌调整病死率男性为50.08/10万,占总癌亡的39.40%,女性为25.51/10万(24.20%),显著高于当地农民。故目前认为,胃癌高发的常见职业为粉尘作业、化工行业、橡胶行业及核工业;常见的职业暴露因素为粉尘、铅、沥青烟、甲醛、亚硝胺类、酚丁二烯;吸烟、饮酒与职业暴露对胃癌有协同作用。

年轻人会患胃癌吗

近年来,35岁以下的年轻人胃癌发病率逐年上升,常被误诊为胃炎、胃溃疡、胃下垂和胃痉挛等。到确诊时,已向邻近脏器转移,失去早期诊治的机会。由于青年人患胃癌后,胃酸分泌正常,胃蠕动功能所受影响不大,消化道症状出现较晚,这一点与中老年人的胃癌症状不同,所以容易给人以假象,易导致误诊。

专家指出,青年人胃癌增多与不良的生活方式密切相关。主要有以下几个原因:a.嗜烟酗酒:大量的乙醇刺激容易引起胃部慢性炎症,进而使胃黏膜重度增生,最终致癌。香烟中的多种有害物质对胃癌的发生起着"催化剂"的作用。b.饮食不当:年轻人吃饭常常是狼吞虎咽或食之过饱,经常加重肠胃负担。相当多的年轻人嗜食咸肉、烤羊肉串、麻辣烫等,这些含硝酸较多的食物在胃里可转化为亚硝酸氨类化合物,从而诱发胃癌。c.精神紧张和生活不规律:许多年轻人事业心强,常在过度紧张的竞争压力下过量工作,起居不规律,也是癌症发病的诱因。

年轻人应注意改正上述不良的生活方式,在日常生活中密切注意胃癌的预警信号。经国家胃癌协作组对400例早期胃癌病人进行临床分析后发现,胃癌的早期信号主要有上腹部疼痛、食欲减退、胃部闷胀、呕酸、消瘦等。有关资料显示,早期胃癌手术后5年生存可达90%以上。发展到晚期,手术疗效不理想了。

当年轻人一旦发现上述胃癌早期症状时,应尽早去医院进行胃镜检查,以便早期确诊和根治。

哪些是易患胃癌的高危人群

胃癌的高危人群是指比一般人更易患胃癌的人。一般而言,胃癌的高危人群发病率比普通人群发病率高几倍,甚至近10倍。我国的高危人群如下:

① 40岁以上有慢性胃病史,或近期出现消化不良者。

② 有恶性贫血,胃息肉,胃肠吻合术10年以上,萎缩性胃炎,肠上皮化生,胃黏膜上皮异型增生,拟诊良性胃溃疡,最大刺激胃酸分泌试验仍缺酸者。

③ 喜高盐饮食(包括腌制品)和熏制食品者。长期酗酒和吸烟者,以及少食新鲜蔬菜者。

④ 精神受刺激和抑郁者。

⑤ 有胃癌和食管癌家族史者。

胃癌会遗传吗

有关胃癌遗传问题的多年研究表明,遗传因素在胃癌特别是弥散型胃癌及癌前病变中起重要作用。意大利某地区的一项胃癌病例调查发现,一级亲属患胃癌的危险比普通人群对照高2倍。临床也有报道孪生兄弟同患胃癌,发病前后相差1周,且发生在同一部位。我国有调查显示,胃癌具有家族性多发现象,病人亲属患胃癌的遗传度为37.5%,患弥散性胃癌的遗传度为56.3%。故家族中有癌肿病史的,要注意定期检查身体,做好预防工作。

胃癌会传染吗

目前世界上尚无人将癌症列为传染病,收治病人也没有采取像传染病那样的隔离措施。可以明确地告诉大家,若家人或朋友得了癌症,千万不要顾虑传染,应该多和他们在一起,奉献一份温暖和爱心,这样才有利于病人病情早日康复。

引发胃癌有哪些病因

胃癌的病因迄今尚未完全阐明。通过对胃癌发病的地理分布以及与移民关系的研究，一般认为外界环境和饮食因素与胃癌的发生关系最为密切，人体还有某些利于胃癌发生的条件，也是不容忽视的。

① 遗传因素：临床工作者都曾遇到一个家族中2个以上的成员患有胃癌的情况，这种好发胃癌的倾向虽然非常少见，但至少提示有遗传因素的可能性。有资料报道，胃癌病人的亲属中胃癌的发病率要比对照组高4倍。在遗传因素中，不少学者注意到血型的关系。有人统计，A型者的胃癌发病率比其他血型的人高20%。但也有一些报道认为，不同血型者的胃癌发生率并无差异。

② 地理环境因素：世界各国对胃癌流行病学方面的调查表明，不同地区和种族的胃癌发病率存在明显差异。这些差异可能与遗传和环境因素有关。有些资料说明胃癌多发于高纬度地区，距离赤道越远的国家，胃癌的发病率越高。也有资料认为其发病与沿海因素有关。这里有不同饮食习惯的因素，也应考虑地球化学因素以及环境中存在致癌物质的可能。

③ 饮食因素：我国胃癌综合考察流行病学组对国内胃癌高、低发病区的调查结果表明，胃癌与饮食关系密切。目前研究较多的饮食因素为：a. 霉变食物：在杂色曲霉毒素诱发大白鼠肝癌的实验中，曾见到胃腺癌的发生。从调查地区的主副食品及病人的胃液中可以检出杂色曲霉和构巢曲霉等真菌，胃癌高发地区的检出率显然高于低发地区，可以提示霉粮是一个与胃癌有关的危险因素。b. 高盐食物：高

盐的盐渍食品被认为是胃癌发生的另一种危险因素。有研究指出,胃癌的发生率与盐的消耗成正比。我国胃癌高发地区居民每人每年摄盐量为9千克以上,低发地区居民的摄盐量为4~7.5千克。对比调查还发现,胃癌高发地区的食物品种多较单纯,低发地区的副食品种类多,新鲜蔬菜、豆类及动物蛋白的摄入量也多,这可能表明胃癌与营养素失去平衡有关。此外,调查统计提示新鲜蔬菜进食量与胃癌调整病死率呈负相关,可以认为新鲜蔬菜是一种保护性因素。新鲜蔬菜富含维生素A、维生素C和矿物质。维生素A与上皮再生和维持其正常功能有关。c.硝酸盐和亚硝酸盐:食物的保存及调理方式与胃癌的发生有密切的关系。硝酸盐存在于一些蔬菜、某些饮用水,也存在于肉类的熏制。食物内的硝酸盐,经肠胃内细菌还原成亚硝酸盐,与其他胺类再形成硝胺、亚硝胺。动物实验证实,亚硝胺为颇强的致癌物,可引起胃细胞的癌变。维生素C可阻断亚硝酸盐与胺在胃内合成亚硝基化合物。低温也可以抑制硝酸盐转变成亚硝酸盐,有学者指出这或许也是在美国胃癌发生率下降的原因之一。20世纪中期后冰箱在北美洲变成必备的家电用品,冰箱的普及使用使食物保藏新鲜、防止霉变、减少亚硝酸盐化合物的形成。

④ 幽门螺旋杆菌感染:1994年,世界卫生组织(WHO)将幽门螺旋杆菌列为Ⅰ类致癌因子、胃癌的危险因素。在我国胃癌高发区成人幽门螺旋杆菌感染率在60%以上,比低发区13%~30%的感染率明显增高。幽门螺旋杆菌能促使硝酸盐转化为亚硝酸盐及亚硝胺而致癌;幽门螺旋杆菌感染引起胃黏膜慢性炎症,并通过加速黏膜上皮细胞的过度增生导致畸形致癌。幽门螺旋杆菌的毒性产物可能具有促癌作用。

⑤ 不良饮食习惯:国内外胃癌流行病学调查资料表明,饮食习惯不良(三餐不定、暴饮暴食、进食快、喜烫食等)为胃癌的危险因素。国内研究发现,随着各种不良饮食嗜好的增加,患胃癌的危险性逐渐增大。

⑥ 烟草和乙醇滥用:烈性酒及烟草本身即含有致癌物。调查发现,吸烟者比不吸烟者胃癌高发50%,且开始吸烟年龄越低,病死率越高。美国及欧洲等国近年来胃贲门腺癌发病率有所上升,专家认为与吸烟有关联,吸烟者患胃贲门腺癌的危险是非吸烟者的2倍,并且戒烟之后危险性仍可持续近30年。另有报道指出,吸烟使异型增生的危险提高了2倍,同时在一定程度上增加了肠化生的危险。对饮酒的报道众说不一,一般认为葡萄酒与胃癌的发生呈负相关,啤酒与胃癌的发生无显著关联,饮烈性酒者比不饮酒者胃癌高发2~9倍,这主要与乙醇破坏胃黏膜屏障有关。

⑦ 年龄:癌在40岁之后急速增加,年龄的增长是重要因素。研究指出,可能与萎缩性胃炎在老年人发生率较高有关。

⑧ 某些慢性疾病:慢性萎缩性胃炎、胃息肉、胃溃疡,或者胃大部切除后10年以上的病人,发生胃癌的机会相对较高。

⑨ 心理因素:既往国内流行病学研究显示,胃癌病人具有"性格内向、爱生闷气"的特点。浙江医科大学采用艾森克个性(成人)问卷调查法发现癌症病人内向较明显。精神因素影响胃肠道消化功能早已为生理实验所证实,各种社会心理因素(他们面对家庭矛盾、经济拮据、人际关系紧张、甚至亲人逝世等),一方面可导致体内内啡肽、儿茶酚胺、肠道激素分泌的增加,并造成胃和十二指肠运动紊乱。

尤其当溃疡形成后,在黏膜上皮长期不断受损和修复过程中,细胞增生活跃,逐渐失去正常的生理制约而发生癌变。持续的细胞过度增殖,正是肿瘤发生的细胞学基础。另一方面可使人体的免疫功能降低,抗肿瘤能力减弱,促进胃癌的发生和发展。

哪些胃病会病变为癌

癌前疾病指能演变为胃癌的良性胃部疾病。胃癌癌前病变与癌前疾病或称癌前状态,这两个术语常常被人们混淆,而这两个术语的意义是不同的。一般把慢性萎缩性胃炎、胃溃疡及胃息肉等称为胃癌癌前病变。20 世纪 70 年代世界卫生组织明确了上述术语的意义:慢性萎缩性胃炎、胃溃疡及胃息肉等是癌前状态,或称癌前疾病。它是一个临床概念,指的是患有这类胃病的病人发生胃癌的机会较多。胃癌癌前病变(异型增生)是一个病理学术语,是胃黏膜上皮的一种病变,不是疾病名称,胃癌正是从这些病变发生的。这些病变一般出现在前述慢性萎缩性胃炎、胃溃疡或胃息肉等病的胃黏膜内。换言之,癌前状态之所以以较其他病人发生胃癌的机会多,就是因为有时癌前疾病的胃黏膜内出现了癌前病变。当然,癌前病变也和癌前状态一样,有较轻度的,也有较重度的,轻度的可以逆转消失,或发展为重度的。但重度的癌前病变也不一定都发展成为胃癌。在适当的条件下或合理的治疗之后,逆转而趋向于正常分化。

① 胃溃疡:胃溃疡是否癌变意见不一。目前大多认为可能发生癌变,其癌变率在 2% ~ 5%。

② 慢性胃炎:现已公认萎缩性胃炎是胃癌的前期病

变,尤与肠化同时存在时可能性更大。浅表性胃炎可以治愈,也可能演变为萎缩性胃炎。慢性萎缩性胃炎癌变率为0%~10%,我国为2%左右。萎缩性胃炎与癌变有关的因素是:a. 病变部位:慢性胃炎按累及的部位可分为胃体胃炎(A型胃炎)和胃窦胃炎(B型胃炎),两者均与胃癌相关。胃体胃炎因累及内因子分泌,可伴发恶性贫血,故世界卫生组织将恶性贫血也作为胃癌前疾病。b. 肠上皮化生:慢性胃炎伴有肠腺化生者癌变率较无肠化者高4倍。c. 异型增生:伴重度异型增生可演变为胃癌。

③ 胃息肉:胃息肉从组织学上可分为两类:a. 增生性息肉;b. 腺瘤性息肉可发展成腺癌。直径大于2厘米的息肉恶变率更高。有学者检查339例切除的胃息肉,发现20%有向胃癌移行的证据。

④ 残胃:胃部分切除术后,残胃癌的发生率也随之增加,尤其是毕氏Ⅱ式手术者。残胃发生癌变一般需10年以上,其发生的原因可能为:胆汁及胰液返流、残胃发生萎缩性胃炎、胃酸降低、胃内细菌异常繁殖、二级胺或亚硝酸转变为亚硝胺。

肠化生会发生癌变吗

一个时期,肠化生曾受到过分的重视,那是因为很多胃癌癌旁黏膜伴有肠化生现象,甚至有的称胃癌可发生自肠化生上皮,肠化生被看成是胃癌的癌前病变。后来,随着对肠化生研究的深入和了解,关于肠化生与胃癌的关系并不泛泛地认为肠化生是胃癌的癌前病变。

有人观察慢性萎缩性胃炎、异型增生、早期及进展期胃癌病例的各型肠化生,表明肠型胃癌与不完全性大肠型化生关系较为密切,故不少病理研究人员将不完全性大肠型肠化生视为胃癌癌前病变。

胃黏膜上皮异型增生有哪些类型

胃黏膜上皮异型增生是指胃固有腺或肠化生上皮在不断衰亡和增殖过程中所出现的不正常的分化和增殖,也即再生的上皮细胞由于细胞本身遗传特性和微环境的变化,再生时失去了正常的分化,成为更原始的细胞,即"去分化"。胃黏膜上皮异型增生分为以下几种组织类型。

① 腺瘤型异型增生:此型异型增生的特点是在胃黏膜表面形成扁平隆起病灶,有时呈半球状。由于形态扁平隆起很像Ⅱa型早期胃癌,所以也有Ⅱa亚型之称。隆起病灶直径一般不超过2厘米,如果超过2厘米,要注意有无癌变问题。这种隆起病灶,在内镜检查时,比较容易发现,容易随访观察,好发部位是胃窦部。

② 隐窝型异型增生:此类异型增生在内镜下也常呈隆起性病变,大多是颗粒样多发的隆起病变,以胃窦部为主。隐窝型异型增生主要发生在伴有萎缩和肠化生的胃黏膜,即慢性萎缩性胃炎或慢性萎缩伴增生性胃炎。

③ 再生型异型增生:目前多认为胃黏膜经常的和不断的轻微损害是发生慢性胃炎的基础,而且胃黏膜上皮的变性和坏死又经常发生,所以认为胃黏膜上皮的再生是修复过程,或生理过程。对此,以前一般将胃黏膜损害所出现的再生,即使具有明显的异型性,也不认为是癌前病变。但10余年前有专家通过大量的手术切除的胃标本及胃黏膜活检材料的观察,看到呈明显的异型性再生的上皮演变成

癌初发点的图像,故提出明显的再生型异型增生也具有癌前的性质。

④ 球样异型增生:球样异型增生能发生在胃固有腺的颈部,也能发生在肠化生腺的隐窝部。异型上皮呈圆形或类圆形,胞质内充满黏液物质,细胞核常被挤向细胞的一侧。形态上很像杯状细胞,球样异型细胞往往呈现极性消失现象,细胞核不在细胞的基底部,或偏位或倒置。印戒细胞癌的组织发生来源之一是球样异型增生。

⑤ 囊性异型增生:研究人员在早期胃癌的回顾性研究时发现,有些早期胃癌病例在以前所做胃黏膜活检切片中常看到胃腺管的囊状扩张性改变,同时其上皮细胞呈现异型性。

何谓早期胃癌

早期胃癌是指病变局限深度只累及黏膜层和黏膜下层的胃癌,不论有无淋巴结之转移。它包括小胃癌及微小胃癌,1978 年,日本内窥镜学会规定病灶最大直径在 0.5 厘米以下,称微小胃癌,病灶直径在 0.5~1.0 厘米者,称小胃癌。"一点癌"也属微小胃癌范围之内。即在胃镜检查中,对胃黏膜可疑病变处钳取活组织,经病理确诊为癌,手术切除标本经连续切片病理组织学检查,未再发现癌,这种病例称为"一点癌","一点癌"临床预后良好。

早期胃癌往往无明显症状,病人的全身情况良好,局部体征很少,常常不足以引起病人及检查者的足够重视而发生误诊。自纤维胃镜被广泛应用以来,这类癌肿越来越多被发现。日本有报道,早期胃癌占胃癌总数的30%以上。

早期胃癌多见于 30 岁以上的青壮年,40 岁以上者可占 80％以上，绝大部分病例有多年胃痛或类似溃疡病史，最长的可达数十年。部分病人虽无胃痛史，但有上腹饱满、食欲不振、腹泻、贫血、乏力、嗳气、恶心、呕吐等。约 7％以上的病人在查体时有轻微的上腹部压痛。

　　早期胃癌术后的 5 年生存率可达 90％~95％，而中晚期胃癌术后的 5 年生存率不到 20％。胃癌的早发现、早诊断、早治疗是提高治疗效果的关键。

什么是微小胃癌、小胃癌

　　随着胃镜的改进和广泛使用，较小的胃癌已经能发现。1978 年，日本消化病学会规定凡病灶最大直径为 5.1~10 毫米者称为小胃癌；病灶最大直径小于 5 毫米者称微小胃癌。为了准确和及时发现小胃癌和微小胃癌，已发明了许多最新的辅助诊断方法，如黏膜染色、放大内镜、可疑之处黏膜活检、吸取细胞检查等，明显地提高了小胃癌和微小胃癌的检出率。近几年有报道，通过胃镜取可疑之处黏膜活检，病理证实为胃癌，而手术切下来的胃标本却未发现胃癌组织，此称为"一点癌"。"一点癌"的报道进一步显示了胃癌可以早期发现的前景，也说明胃镜检查对发现早期胃癌的巨大优越性。小胃癌和微小胃癌在临床上有以下发病特点：

　　① 发生率：东京国立癌中心曾报道 900 例早期胃癌中，微小胃癌占单发胃癌的 0.6％，占多发性早期胃癌的 16.7％；小胃癌占早期胃癌的 7.09％。广田（1985）报道了国立癌中心 23 年间切除的早期胃癌 1 500 例，见有微小胃癌 71 例（4.7％）、小胃癌 115 例（7.7％）。我国胃癌病理协作组报道，来自全国 53 个单位 1957~1987 年间经手

术切除的早期胃癌标本 1 477 例中,见有微小胃癌 183 例(12.4%)、小胃癌 225 例(15.2%),略高于文献报道。微小胃癌及小胃癌检出率的提高,说明我国胃癌早期诊断与研究水平在不断提高。

② 好发部位:北村报道,微小胃癌以胃中部为多,其次是下部小弯侧。据文献报道,单发凹陷型以中部小弯侧多,隆起型以下部小弯侧多。我国胃癌病理协作组报道微小胃癌以窦小弯最多(45.5%),其次是胃体小弯(13.0%)、贲门(10.8%)和窦后、窦前壁。小胃癌的好发部位与微小胃癌有所不同,胃体小弯(18.2%)高于微小胃癌组(13.0%),而胃窦后壁及分布广泛两处微小胃癌又高于小胃癌组(P 小于 0.05)。

③ 病理形态:a. 大体形态:微小胃癌以平坦型多见,小胃癌以凹陷型多见。全国胃癌协作组报道,微小胃癌 Ⅱb 占 36.4%,Ⅱc 型占 34.6%,Ⅱa 型占 11.7%。小胃癌 Ⅱc 型占 46.8%,Ⅲ型占 17.2%。b. 组织学类型:微小胃癌和小胃癌都以管状腺癌为多,但微小胃癌明显高于小胃癌,其他各型小胃癌又高于微小胃癌。癌浸润深度:广田报道单发微小胃癌达黏膜下者占 23.5%,小胃癌为 32.8%。我国报道分别为 13.7% 及 33.3%,两者差异有显著性。c. 转移情况:一般认为微小胃癌与小胃癌因处于癌变的早期阶段,少有淋巴结转移。但我国资料报道,微小胃癌转移率为 2.9%,小胃癌转移率为 5.1%,一般早期胃癌转移率为 9.9%,3 组比较差异有显著性。微小胃癌、小胃癌分别与一般早期癌相比差异有显著性,但微小胃癌与小胃癌两组间差异不明显。d. 癌旁病变:癌灶越小,癌灶及其附近的非癌黏膜继发性改变越少,便于看到癌初发时的状态,为研究癌的组织发生提供了线索。研究结果表明,微小胃癌及小

胃癌癌旁黏膜病变以重度肠上皮化生、异型增生、萎缩性胃炎、癌周腺囊为主。各癌所占百分比，微小胃癌多于小胃癌、小胃癌又多于一般早期胃癌。从形态学角度，说明这些病变与部位的发生是有关的，应引起人们的高度重视和严密观察。

及时准确地发现早期胃癌对我国提高胃癌整体治疗水平非常重要，也关系到每个胃癌病人的切身健康。但目前在所有确诊的胃癌病人中，早期胃癌仅占20%~30%。因此，提高早期胃癌的检出率是临床胃癌诊治的当务之急。

临床上胃癌是怎样分期的

我国胃癌TNM分期：全国胃癌协作组根据原发病灶的大小、浸润深度、淋巴结转移程度及有无远处转移等条件，于1978年初步制定了我国的胃癌TNM分期法。

O期：肿瘤浸润黏膜层但未累及黏膜固有膜，无淋巴结转移者，即$TisN_0M_0$（Tis为原位癌）。

Ⅰ：又分为Ⅰa及Ⅰb期。

Ⅰa：凡肿瘤浸润至黏膜或黏膜下层者，无局部淋巴结转移，即$T_1N_0M_0$。

Ⅰb：肿瘤浸润至黏膜或黏膜下层伴有距原发灶3厘米以内淋巴结转移者，或肿瘤已浸润至肌层或浆膜下但尚无局部淋巴结转移者，即$T_1N_1M_0$及$T_2N_0M_0$。

Ⅱ期：肿瘤浸润至黏膜或黏膜下层但已有距原发灶3厘米以外淋巴结转移者，或肿瘤已浸润至肌层、浆膜下层，但仅有距原发灶3厘米以内淋巴结转移者，甚或肿瘤已穿透浆膜层但尚无淋巴结转移者，即$T_1N_1M_0$、$T_2N_1M_0$及$T_3N_0M_0$。

Ⅲ期：又分为Ⅲa及Ⅲb。

Ⅲa期：肿瘤浸润至肌层或浆膜下并已有距原发灶3厘米以外淋巴结转移，肿瘤已穿透浆膜外但仅有3厘米以内淋巴结转移，甚或肿瘤已侵及邻近组织、器官，但尚无淋巴结转移者，即$T_2N_2M_0$、$T_3N_1M_0$及$T_4N_0M_0$。

Ⅲb期：肿瘤已穿透膜层并有3厘米以外淋巴结转移；或肿瘤已累及邻近组织、器官但仅有3厘米以内淋巴结转移，即$T_3N_2M_0$及$T_4N_1M_0$。

Ⅳ期：肿瘤已累及邻近组织、器官，并有距原发灶3厘米以外淋巴结转移，或已有远处转移的任何T、N，即$T_4N_2M_0$以及$T_{0-4}N_{0-2}M_1$。

胃癌应与哪些胃部其他类型的恶性肿瘤相鉴别

胃部还有其他类型的恶性肿瘤，不同类型的肿瘤治疗方法不同，预后也不同，在治疗前有必要作鉴别。

① 原发性恶性淋巴瘤：占胃部恶性肿瘤的0.5%～8%。多见于青壮年，好发于胃窦、幽门前区及胃小弯。病变源于黏膜下层的淋巴组织，可向周围扩展而累及胃壁全层，病灶部浆膜或黏膜常完整。当病灶浸润黏膜40%～80%时，发生大小不等、深浅不一的溃疡。临床表现有上腹部饱胀、疼痛、恶心、呕吐、黑便、胃纳减退、消瘦、乏力、贫血等非特异性症状，乙醇常可诱发胃淋巴瘤病人腹痛的发生，少许病人伴有全身皮肤瘙痒症。X线钡餐检查病灶的表现率可达93%～100%，但能确诊为胃淋巴肉瘤者仅10%左右。具特征性的改变为弥散性胃黏膜皱襞不规则增厚，有不规则地图形多发性溃疡，溃疡边缘黏膜隆起增厚形成大

皱襞；单发或多发的圆形充盈缺损，"鹅卵石样"改变，通常较难与胃癌鉴别，应做胃镜检查并取病灶部位活检，再进行病理检查方可明确诊断。

② 胃平滑肌肉瘤：占胃恶性肿瘤的 0.25％~3％，胃肉瘤的 20％，多见于老年，好发于胃底、胃体。瘤体一般较大，常在 10 厘米以上，呈球形或半球形。癌体巨大，其中央部常因血供不足而形成溃疡。临床表现主要为上腹部疼痛、不适、恶心、呕吐、胃纳减退、消瘦、发热、上消化道出血。多数病人的瘤体巨大，可在腹部可扪及肿物，局部有压痛。X 线钡餐检查，黏膜下型者，胃腔内可见边缘整齐的球形充盈缺损，其中央常有典型的"脐样"龛影。浆膜下型者仅见胃壁受压及推移征象；胃底平滑肌肉瘤在胃泡内空气的对比下，可见半弧形状组织块影。胃镜检查时黏膜下型平滑肌肉瘤的表面黏膜呈半透明状，其周围黏膜可见桥形皱襞；肿瘤向胃壁浸润时，其边界不清，可见溃疡及粗大之黏膜皱襞，胃壁僵硬，一般与胃癌不难鉴别，胃镜取活组织检查后进一步明确诊断。

我国早期胃癌有哪些分型

早期胃癌分为 3 型：

① 隆起型：癌肿呈息肉样隆起，高出胃黏膜 5 毫米以上，有蒂或无蒂，原发或继发于黏膜息肉者。

② 浅表型：没有明显的隆起或凹陷，也称平坦型或胃炎型。此型又分为 2 个亚型：a. 浅表局限型：癌肿直径在 4 厘米以下，比较局限，境界清楚。b. 浅表广泛型：癌肿直径超过 4 厘米以上，境界多不清楚。

③ 凹陷型：指溃疡深达黏膜下层以下，而癌组织不超

过黏膜层,包括溃疡癌变与其他型早期胃癌发展而来。

按此分型方案,在全国 290 例早期胃癌中,凹陷型最多
(48.2%),浅表局限型次之(31.0%),隆起型与浅表广泛
型较少(各为 10.6%与 10%)。

胃癌转移有哪些途径

① 直接播散:浸润型胃癌可沿黏膜或浆膜直接向胃壁
内、食管或十二指肠发展。癌肿一旦侵及浆膜,容易向周围
邻近器官或组织,如肝、胰、脾、横结肠、空肠、膈肌、大网膜
及腹壁等浸润。癌细胞脱落时也可种植于腹腔、盆腔、卵巢
与直肠膀胱陷窝等处。

② 淋巴结转移:占胃癌转移的 70%。胃下部癌肿常
转移至幽门下、胃下及腹腔动脉旁等淋巴结,上部癌肿常转
移至胰旁、贲门旁、胃上等淋巴结。晚期癌可能转移至主动
脉周围及膈上淋巴结。由于腹腔淋巴结与胸导管直接交
通,故可转移至左锁骨上淋巴结。

③ 血行转移:部分病人外周血中可发现癌细胞,可通
过门静脉转移至肝脏,并可达肺、骨、肾、脑、脑膜、脾、皮肤
等处。

胃癌手术后会复发吗

并不是胃癌切除后万事大吉了,部分胃癌在术后会复
发。胃癌术后复发按其复发时间可分为早期复发、中晚期
复发和晚期复发。术后至复发时间短于 2 年为早期复发,2~
5 年为中期复发,长于 5 年为晚期复发。有文献报道,半数
以上的胃癌病人术后 2 年内复发。影响复发的因素主

要有:

① 肿瘤大小:小胃癌复发间期长。随着肿瘤直径的增大,复发间期逐渐缩短。此外,局限型胃癌晚期复发多,而浸润型胃癌早期复发多。

② 胃癌分型:进展期癌术后早期复发多;早期癌术后晚期复发多。进展期癌中 Bormann Ⅳ 型复发最早,Bormann Ⅰ 型复发最晚。

③ 癌细胞浸润深度:黏膜内癌病人术后 2 年内 20% 复发;而癌侵及浆膜外者,术后 2 年内约 86% 复发者。

④ 淋巴结转移程度:淋巴结无转移的病人复发晚,淋巴结转移程度越高,复发间期越短。

什么是胃良性肿瘤

胃良性肿瘤约占胃肿瘤的 3%。良性肿瘤有两类:一类源于胃壁黏膜上皮组织的腺瘤或息肉样腺瘤;另一类源于胃壁间叶组织的平滑肌瘤、纤维瘤、神经纤维瘤、脂肪瘤、血管瘤等。症状多样,有胃区不适、疼痛等类似胃炎或溃疡病症状,有时为慢性小量出血,间或为大出血。肿瘤位于贲门或幽门邻近部位时,可产生梗阻症状。肿瘤不大时一般无阳性体征,有时浆膜下的平滑肌瘤在腹部可扪及分叶状肿块。钡餐检查时胃内可见形状规则、边缘整齐的半圆形充盈缺损阴影,但周围黏膜和胃蠕动正常。胃镜检查及活检可确诊。由于胃良性肿瘤临床有时难于完全排除恶性可能,即使为良性,今后也可能恶变或出现梗阻、出血等并发症,故也应积极手术治疗。可根据肿瘤具体情况选择胃部分切除或全胃切除术等。

什么是胃息肉

息肉是指黏膜面凸起到腔内的任何可见的过度生长的组织，胃里的息肉主要指由胃黏膜上皮和（或）间质成分增生所引起的息肉状病变，其大体表现、组织结构和生物学特性可各不相同。胃息肉在无症状的人中的发生率低于1%。多发性息肉与遗传有直接的关系，也有的是肿瘤的息肉样改变，仅从形态上难以确定其性质，要靠病理学检查才能确定是炎性息肉、还是息肉样腺癌、还是癌肿的息肉样改变。

息肉样腺瘤实际上是一种良性肿瘤，但有部分息肉样腺瘤会发生癌变，癌变率25%~50%不等。一般认为胃息肉直径在1厘米以下者很少发生癌变。息肉直径大于2厘米，息肉表面有糜烂及有多个息肉者，癌变的可能性较大。所以，发现胃息肉应重视，应做病理检查，及时进行病态因素的调整的彻底治疗，以杜绝后患。

增生性改变可出现局灶性或弥散性息肉状改变。胃息肉有单发也有多发。胃息肉比结肠息肉发病少见，且多发生于40岁以上男性，常在慢性胃炎时合并形成，单个息肉占绝大多数。

胃息肉会发生癌变吗

胃息肉可分非肿瘤性息肉（包括增生性息肉、错构瘤性、炎性息肉、异位性息肉等）和肿瘤性息肉（包括扁平腺瘤即管状腺瘤和乳头状腺瘤即绒毛状腺瘤）两大类，前者的恶变机会不高，后者有很高的恶变倾向。炎性息肉无恶变倾向；错构瘤性和异位性息肉很少发生癌变。

增生性（再生性）息肉细胞分化良好，但很少发生肠化，癌变率较低，仅1%左右。但增生性息肉长大后可发生局部异型增生（腺瘤性变），也可发生恶变，而且在有息肉的胃内癌的发生率可达7.4%~13%，故在发现胃息肉时应仔细检查整个胃。

腺瘤性息肉属真性肿瘤，占胃息肉的10%~25%，与结肠腺瘤的组织学和生物学相似，其发生率随年龄而增长，男性比女性多见（2∶1），好发于胃窦部。多数为广基无蒂的扁平腺瘤，或蒂粗而短，较少为有蒂或呈乳头状（绒毛状）。组织学分类（按WHO分型）可分为管状、乳头状（绒毛状）及管状绒毛状混合型，常伴有明显的肠化和不同程度的异型增生。癌变率很高，达40%左右。其中尤以绒毛状腺瘤的癌变率最高。一般当息肉的直径超过2厘米时需警惕恶变。通常多发性息肉的恶变率比单个息肉高。有人将息肉的表面发生重度不典型增生称为"原位癌"，这时异常细胞仅局限于上皮的表面，未侵犯到腺体的基底膜。腺瘤性息肉癌变率的高低依次为乳头状腺瘤、管状乳头状腺瘤和管状腺瘤。癌变率与息肉体积大小也有关，小于1厘米者为7.5%，1~2厘米为10%，大于2厘米为50%。

家族性大肠息肉病和加德纳综合征（Gardner syndrome）病人的胃内也可有多发性胃底腺息肉、胃腺瘤和十二指肠腺瘤，这种腺瘤的癌变发生率与散发的胃腺瘤相仿。

何谓胃平滑肌瘤

胃平滑肌瘤是起源于平滑肌组织的良性肿瘤，是最常见的间质性良性胃部肿瘤，好发于胃底、胃体，小弯侧较大弯侧多见,后壁较前壁为多。胃平滑肌瘤约占胃良性肿瘤的 17%~46%,临床发现率为 15%,多见于中年以上,男女发病率之比为 1.3:1。直径小于 2 厘米的平滑肌瘤无任何临床症状,发病率实际上更高。已有报道 50 岁以上尸检发现率高达 50%。临床症状无特异,诊断率为 21.1%~42.9%,癌变率为 2.1%,早期手术治疗预后良好,应值得临床重视,争取早期发现,达到早期诊断和治疗的目的。

胃平滑肌瘤有哪些病理表现

① 临床所见:胃平滑肌瘤多源自胃壁环肌或纵肌,少数起自黏膜肌层,好发于胃底胃体,小弯侧较大弯侧多见,后壁较前壁为多,大小 0.1~30 厘米,一般直径在 3 厘米以下。平均直径 4.5 厘米。由于起始部位和发展方向不同,肿瘤可形成腔内型、腔外型、壁间型和腔内外型 4 种,呈结节状生长。圆形、椭圆形多见,向胃腔中突出。也可位于浆膜下而向胃外突出,小者可局限于胃壁中。与周围组织有清楚的边界,瘤体多坚实,质坚韧,表面光滑,无被膜。较大者其中心可有出血坏死或囊性变,有的同时累及黏膜与浆膜下呈"哑铃型"。随着肿瘤的增大胃黏膜隆起,肿瘤顶部黏膜有的呈"脐样"溃疡形成,易引起出血。绝大多数为单发,约占 90%,多发者占 10%。约 2.1% 的胃平滑肌瘤可以恶变。

② 显微镜下所见:镜下所见肿瘤由分化好的梭状细胞交错成束组成,但缺乏肌纤维,只有含量不等的纤维结缔组织和成纤维细胞。切面观察见肿瘤有清楚的边界,但无包膜,其边缘的肿瘤细胞与周围的胃壁细胞互相混合,区分良、恶性肿瘤困难。细胞大小比较一致,异型性不明显,少

见核象。根据镜下细胞学特征和肿瘤生长方式可分为4种类型。a. 普通平滑肌瘤：梭状细胞呈人字形排列，细胞核长呈雪茄形，肿瘤生长不规则，缺乏正常的波浪形和成束状，常有玻璃样和囊性变，肿瘤边界清楚。b. 富于细胞的平滑肌瘤：细胞核互相贴紧，胞质少，较少玻璃样变，有时见到其中有局灶性出血和坏死。c. 怪异平滑肌瘤：又称平滑肌纤维瘤细胞，呈圆形或多角形核，胞质相对明显，瘤灶呈浸润性生长。d. 不典型平滑肌瘤：细胞形态不规则，可有梭状和圆形相混，生长不规则。

患了胃平滑肌瘤要与哪些疾病相鉴别

主要应与胃平滑肌肉瘤、胃息肉、胃溃疡等鉴别。应根据肿瘤大小、生长特点、溃疡形态、有无转移和浸润生长、囊性变得有无、术后是否复发及病理检查综合分析，尤以病理检查为重要。一般认为，发病年龄大于50岁病灶多发。瘤体直径大于5厘米，生长较快，呈结节状有囊性变和大而不规则的溃疡者，支持平滑肌肉瘤，应及时进行病理检查以明确。

什么是胃平滑肌肉瘤

胃平滑肌肉瘤多从胃固有肌层发生，较为少见，仅占胃内瘤的20%，性别差异不大，平均年龄为54岁。临床症状无特异性，其出现时间和程度取决于肿瘤的部位、大小、生长速度以及有无溃疡。约半数以上的病人因上消化道出血就诊，其次为上腹部不适和轻度疼痛。约1/3病人可扪及上腹肿块。

胃平滑肌肉瘤会有哪些形态特征

肿瘤呈球形或半球形,主要在黏膜下扩展,与胃壁呈垂直性生长。可单发,也可多发,部分由良性平滑肌瘤恶变而来。好发于胃壁的中上部,以胃体部为多见,其次是胃底部。根据其大体形态分为 3 型:a. 胃内型:肿瘤位于黏膜下,突向胃腔;b. 胃外型:肿瘤位于浆膜下,向胃壁外突出;c. 胃内和胃外型:肿瘤位于胃肌层,同时向黏膜下及浆膜下突出,形成哑铃状肿块。

半数病例有肿瘤中心性溃疡,加之血循环丰富,破溃后常易发生上消化道出血。肿瘤可直接侵犯胃周围组织,常累及大网膜及腹膜后,并经血行转移,多见于肝,其次为肺。淋巴转移不常见。

何谓胃黏膜脱垂症

胃黏膜脱垂症也叫胃窦部黏膜脱垂。顾名思义,是胃窦部的黏膜松弛、起皱、延长呈游离脱垂状。随着胃的蠕动,脱垂的黏膜被推入幽门口,把幽门口部分或全部阻塞,食物通过时受到阻碍,甚至完全不能进入十二指肠,从而产生一系列症状,这就是胃黏膜脱垂症。

胃黏膜脱垂是怎样发生的

一是有的人胃窦部黏膜下结缔组织较松弛,和其相贴的肌层粘连不紧。当胃频繁蠕动时，黏膜易在肌层上滑动形成许多更大的皱襞致使其堆积、延长和垂落。二是黏膜肌层先天性发育不良或中老年人生理性退行性改变，在胃窦部收缩时肌层无足够力量，不能使胃窦部黏膜皱襞保持正常的纵形，而是把黏膜皱襞卷成环形推入幽门口。

功能性消化不良怎样
与消化不良相鉴别

　　消化不良是一组极为常见的临床综合征，1991 年伦敦会议上统一的定义为：一种间断或持续的、集中上腹部的疼痛或不适感，与进食有关或无关。具体可描述为：a. 上腹痛或不适；b. 餐后饱胀；c. 腹部胀气；d. 嗳气；e. 早饱；f. 厌食；g. 恶心；h. 呕吐；i. 烧心；j. 反胃。功能性消化不良是指那些具有上述消化不良症状，并持续 4 周以上，经进一步检查未发现胃部或全身器质性疾病的病人，也称非溃疡性消化不良。一般情况下，功能性消化不良表现为有消化不良症状但没有器质方面的改变。当持续性或反复发作性上腹部不适，如食后脘腹胀满、嗳气、厌食、恶心、呕吐、烧心、反胃等，经过胃镜、钡餐胃肠造影，B 超肝、胆、胰和各项化验检查均无异常器质性病变，且定期随诊一个时期仍无异常发现，即可诊断为功能性消化不良。

功能性消化不良
有哪些因素引起

　　功能性消化不良的发病机制较为复杂，概括起来由下列因素参与。

① 胃肠动力障碍：随着胃肠动力测定技术的发展，认为动力障碍是引起消化不良的病理生理学改变的主要原因。

健康人的消化运动与运动间期呈周期性改变，第 I 期为静止期，无收缩运动；第 II 期为不规则收缩期；第 III 期收缩强有力，呈推进性，有规律。在功能性消化不良病人可出现第 III 期的次数减少、甚至消失，第 II 期动力减弱。

进餐时，食物刺激咽部和食管感受器，通过迷走神经反射引起胃部松弛。食物到达胃部后，胃内压力小幅度升高，刺激胃内压力感受器，通过迷走神经反射使胃部肌肉松弛，保持胃内压力正常。胃内容物进入十二指肠的过程称为胃排空，胃中间带是一个区分近端及远端胃的横向收缩带，能调节固体食物从胃底向胃窦的运送。胃主要靠压力的不同将食物中的液体成分排出，胃中的固体成分逐步从胃底推向胃窦，并经胃窦的收缩，使食物成为 1~2 毫米的微粒，以利于排空。在各种功能性消化不良的病人中，25％~70％的病人可出现胃窦收缩的幅度和频率不同程度地下降，表现为既有固体排空的延迟，又有液体排空的延迟。

另外，功能性消化不良不仅可出现胃动力功能障碍，在严重的功能性消化不良的病人中往往还伴有小肠动力紊乱。胃窦、幽门、十二指肠协调运动明显减少的功能性消化不良的病人，小肠的运动周期也发生异常，这种异常既可以表现为循环周期的延长，也可以表现为非推进性或逆向运动波的出现。

② 精神－心理异常：功能性消化不良病人比健康人更具焦虑、抑郁和神经质。随着生活节奏的提高和日渐增加的社会心理压力，精神－心理异常在功能性消化不良的发

病机制中的地位日益重要。功能性消化不良伴有的心理疾病的常见症状有抑郁、焦虑、人际关系障碍、敌对、惊恐、偏执、躯体化、强迫和认知障碍等。抑郁症的主要3个症状：a. 情绪低落，压抑，郁闷；b. 兴趣缺乏，愉快感缺乏；c. 疲乏无力，注意力不集中。抑郁症的核心症状是缺乏动力和欲望，包括疲乏、无精力、缺乏兴趣、迟滞、无价值感和无助无用感等。焦虑症的3个主要症状：a. 精神焦虑：紧张、心慌、恐惧；b. 运动性焦虑：肌肉紧张、颤抖、不安；c. 植物性焦虑：心悸、胸闷、气促、多汗。抑郁症和焦虑症的临床诊断多用Hamilton 量表和 Hamd 214 量表评分判断。判别精神症状是原发和继发，可参考以下3项：a. 精神和胃肠症状哪种先出现；b. 精神症状是否致胃肠症状加重；c. 精神－心理治疗是否有效。在临床实际工作中，即或参照这3项指标，有时也难以清楚判断系原发和继发。

③ 内脏敏感性增高：正常情况下，进餐后胃张力有精细调节，使正常人感觉不到消化过程的存在，也不产生症状。功能性消化不良病人存在胃或十二指肠对气囊扩张刺激的高敏感状态，并且这种高敏感状态不受年龄或性别的影响。半数以上的功能性消化不良病人对胃内气囊扩张进行测试的结果显示，较健康人充气的体积明显减少，提示有胃肠道感觉的异常。内脏感觉异常的原因尚不清楚。

④ 功能性消化不良与幽门螺旋杆菌的相关性：近年来，随着对幽门螺旋杆菌的认识加深，功能性消化不良与幽门螺旋杆菌的关系也日益为临床所重视。有文献报道，功能性消化不良病人中幽门螺旋杆菌检出率达 40%~60%。

国内的统计资料显示，功能性消化不良的各种临床类型的幽门螺旋杆菌感染率不一致，以动力障碍型及溃疡型消化不良的幽门螺旋杆菌验出率较高。根治幽门螺旋杆菌可使功能性消化不良病人获得适度的益处。

梅核气是怎么一回事

梅核气学名为"环咽部运动障碍",又称"癔球症"。是指主观上有某种说不清的东西或团块,在咽底部环状软骨水平处引起胀满、受压和阻塞等不适感。普通人群中的一半可以有间歇发作,以绝经妇女多见。病人在发病中多有精神因素,性格上有强迫观念,有时梅核气也是功能性消化不良的一种表现。

梅核气的发病机制主要是咽部和上食管括约肌的功能失调,临床上的主要表现是特殊形式的吞咽困难,经常做吞咽动作以求减轻症状。自觉咽喉部有堵塞感,或有痰黏着感,或感到球状异物在咽部上下活动,既不能咽下,也不能吐出和咯出,但不妨碍进食;症状时轻时重,甚至时有时无。心情不佳时、安静独处时症状明显,心情愉快时、病情也随之转轻或消失。

医生对**胃病**病人
会进行
哪些诊断治疗

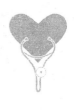

姓名 Name＿＿＿＿＿＿＿＿＿＿ 性别 Sex＿＿＿ 年龄 Age＿＿＿＿＿＿

住址 Address＿＿＿＿＿＿＿＿＿＿＿＿＿＿＿＿＿＿＿＿＿

电话 Tel＿＿＿＿＿＿＿＿＿＿＿＿＿＿＿＿＿＿＿＿＿

住院号 Hospitalization Number＿＿＿＿＿＿＿＿＿＿＿＿＿＿

X 线号 X-ray Number＿＿＿＿＿＿＿＿＿＿＿＿＿＿＿＿

CT 或 MRI 号 CT or MRI Number＿＿＿＿＿＿＿＿＿＿＿＿

药物过敏史 History of Drug Allergy＿＿＿＿＿＿＿＿＿＿＿

治疗胃食管返流病
有哪些方法

胃食管返流病不论轻重,均应先调整病人的生活方式,如同治疗糖尿病时首先应控制饮食一样重要。不论是医生或病人自己常重视药物治疗,忽视一般治疗。多数胃食管返流病病人,光靠一般治疗不能解决相关症状。一般治疗是基础治疗,即使在药物治疗时也不能放弃一般治疗。一般治疗往往需改变病人的生活习惯,吸烟饮酒是对身体健康不良的坏习惯,应戒除之。

其次是药物治疗。经一般治疗无效时,再加用药物治疗。目前,质子泵抑制剂对胃酸的抑制明显,可提高胃食管返流病的疗效,深受医生和病人的欢迎。

最后是外科手术治疗。只对顽固严重的病人才做手术治疗。过去以剖腹做胃底折叠术为主,目前大多以腹腔镜下做此手术。即使是食管裂孔疝伴胃食管返流病者,也可在腹腔下做疝修补术,创伤小,更适于老年人。最近又发展为在纤维内镜下做抗返流手术,创伤更小,更为方便。

治疗胃食管返流病
有哪些药物

胃食管返流病虽然是动力障碍性疾病,但至今尚无药物可以纠正此类异常,因而目前的基本治疗药物是抑制胃酸的分泌,从而减少对食管黏膜的损害,促使病变愈合。少数病人由于返流的胆汁致病,这时抑制胃酸治疗的效果较差。总的来说,治疗胃食管返流病的药物大致可有以下几类:a. 抗酸剂与黏膜保护剂。有时对轻型病人有效,很少用于初始治疗病人,可在维持治疗时试用。b. H_2 受体拮抗剂。属于抑酸剂,疗效优于抗酸剂和黏膜保护剂,大于治疗消化性溃疡病的常规剂量时,可提高临床疗效。c. 调整胃肠动力障碍的制剂,适于治疗胃食管返流病的动力制剂。d. 质子泵抑制剂。是一种强烈抑制胃酸分泌的药物,最适于治疗胃食管返流病的药物。目前大多认为是治疗该病的首选药物,临床疗效显著,很受医务人员和广大病人的欢迎。

何谓促动力药,常用有哪几种药物

促胃肠动力药主要通过促进胃肠道平滑肌的动力作用,促进胃和肠的蠕动,可有效地治疗功能性胃肠道动力障碍所致的疾病。目前临床上常用的品种有:a. 甲氧氯普胺,商品名胃复安、灭吐灵,对胃肠道的作用部位主要是上消化道,促进其动力,增加食管下括约肌张力和收缩的幅度,使食管下括约肌的压力增加,防止胃内容物返流至食管,又可增加胃和食管蠕动,从而促进胃的排空,对胃食管返流病有一定治疗作用。主要不良反应可出现锥体外系症状,如静坐不能、运动困难、肌张力增强、角弓反张和抽搐等,特别是大剂量或长期应用时,更易发生。该药既可口服(10 毫克,每日 3 次),也可静脉滴注或肌内注射(每次 10~20 毫克)。b. 多潘立酮,商品名吗丁啉,其作用机制与甲氧氯普胺(胃复安)相似,该药极少透过血脑屏障,不会发生锥体外系症状,但可促进泌乳激素的分泌。该品无针剂,只有口服制剂,目前临床上较为常用。剂量为 10 毫克，每日 3~4 次。c. 莫沙必利，又名加斯清，其作用与治疗疾病的适应证与过去的西沙必利相似，是否也可引起心脏的不良反应，尚需继续观察。剂量均为 5 毫克，每日 3~4 次。d. 伊托必利，又名胃力苏，作用机制与多潘立酮（吗丁啉）相仿，50 毫克，每日 3 次。

从这些促动力药的作用机制来看，似乎很针对胃食管返流病的动力障碍，但其临床疗效还不理想。

质子泵抑制剂治疗胃食管返流病有何疗效

质子泵抑制剂在胃食管返流病的治疗中起着重要作用，不仅比标准剂量或加大剂量的 H_2 受体拮抗剂能更快地缓解胃食管返流的症状，且能加速食管炎愈合速度。经临床观察，不论是短期或长期应用，相对不良反应均较少。所以目前胃食管返流病的治疗，倾向于开始即采用质子泵抑制剂的一步法方案，控制症状，治愈食管炎比递增方案更迅速，病人的生活质量更满意。经药物经济学分析，该方案并不增加治疗的总体费用。目前常用的质子泵抑制剂有奥美拉唑、兰索拉唑、泮妥拉唑、雷贝拉唑和艾司奥美拉唑（埃索美拉唑），是治疗胃食管返流病的理想药物。

治疗胃食管返流病需多长时间

不同药物对胃食管返流病的疗效有差异，因此疗程的时间有所不同。以质子泵抑制剂治疗胃食管返流病的疗程为例，一般为 4~8 周。质子泵抑制剂的剂量，如奥美拉唑

20 毫克、兰索拉唑 30 毫克、泮托拉唑 40 毫克、雷贝拉唑 20 毫克、艾司奥美拉唑（埃索美拉唑）40 毫克，均为每日 1 次。总的 4 周治愈率为 70％左右，8 周治愈率为 85％左右，上述质子泵抑制剂之间对返流性食管炎的疗效无明显差异。奥美拉唑与 H_2 受体拮抗剂、硫糖铝、安慰剂相比，总的返流性食管炎愈合率分别为 78％、42％、41％和 18％，显示质子泵抑制剂疗效好。对 H_2 受体拮抗剂治疗无反应的返流性食管炎，质子泵抑制剂同样有效。质子泵抑制剂的疗效也比促动力药为佳。大部分病人，每日一次质子泵抑制剂标准剂量（如奥美拉唑 20 毫克，每日 1 次）即有效，部分病人剂量需加倍，也可不增加质子泵抑制剂，而晚间加服一次 H_2 受体拮抗剂的标准量（如法莫替丁 20 毫克）。目前对胃食管返流病的治疗，首选质子泵抑制剂。

何谓胃食管返流病的药物维持治疗

胃食管返流病是慢性复发性疾病，部分病例在 4~8 周的初期治疗症状缓解后的 6~12 个月复发，绝大部分在短期抑酸治疗终止后 6 个月内复发。各项研究统计，复发率为 57％~90％。大多病例需作药物维持治疗，维持治疗的原则是：用最低的有效剂量充分控制胃食管返流病症状和防治其他并发症。具体治疗方案有以下几种：

① 持续服药治疗：短期治疗症状缓解后，继续维持药物治疗。一般以原始治疗剂量的一半维持，如原以奥美拉唑 20 毫克，每日 1 次，维持治疗可改为奥美拉唑 10 毫克，每日 1 次；也可将维持药物改为 H_2 受体拮抗剂。不论哪种方法，均要能达到控制返流症状。

② 间歇治疗:短程治疗症状缓解或食管炎症愈合后，可停药观察，如症状复发，即可再予 2~4 周的治疗，药物剂量大多为标准剂量，如奥美拉唑 20 毫克,每日 1 次,症状缓解又可停药观察。

③ 按需治疗:疗程结束后停药,如返流症状又复发,即刻开始服药,只要症状控制又可停药(一般服药均是短期数天即可)。按需治疗不增加胃食管返流病的并发症。该方法较受病人与医生们的欢迎。

胃食管返流病治疗
有哪些用药方法

应用抑酸剂治疗胃食管返流病有两种用药方法。

① 递增法:先进行改变生活方式及止酸剂(碱性药物),无效改用 H_2 受体拮抗剂,仍无效用质子泵抑制剂。开始使用质子泵抑制剂时采用常规的推荐剂量,临床效果不佳时逐渐递增剂量。此法是在抑酸治疗上逐步升级,病人症状改善和食管炎愈合的速度非常缓慢,这样非但不能及时提高病人的生活质量,同时医疗费用也会增加,目前不被大家所采用。

② 递减法:与上法相反,治疗一开始就用高剂量的质子泵抑制剂,症状好转后逐渐减少剂量,或换用 H_2 受体拮抗剂治疗。先前采用这种治疗方法时主要有经济上的顾虑,但一些药物经济学分析研究结果显示,采用质子泵抑制剂治疗的总体费用比 H_2 受体拮抗剂低,且能更好地获得症状的缓解,更有效地愈合食管炎,病人满意率高。目前胃食管返流病的治疗均推荐该法。

患了巴雷特食管怎么办

患有巴雷特食管后，如只有肠型组织转化，未有异形增生，可密切随访观察，定期内镜检查，可每年一次。如有异形增生，视异形增生程度，缩短内镜检查间歇期。有返流病症状者给予药物治疗，可用抑酸剂及促动力药。更积极的治疗，应用内镜下治疗：

① 内镜下氩离子凝固术（APC）：该方法是内镜治疗中应用较为广泛的方法。氩气是性能稳定、无毒无味、对人体无害的惰性气体，氩离子凝固术就是通过氩气在一定的电场强度下被离子化形成氩离子弧。这种氩离子弧具有极好的导电性，可连续传递高频电流到达组织表面，对巴雷特食管上皮大范围灼烧，形成一定深度的黏膜损伤，已证实能使巴雷特食管黏膜消除且诱导鳞状上皮再生。另外，氩离子凝固术是非直接接触性治疗，不出现粘连反应，组织损伤深度浅，一般小于3毫米，并发症少。显示氩离子凝固术是一种有效、安全的内镜治疗巴雷特食管的方法，但治疗后仍有一定比例的复发，故需定期复查。

② 黏膜切除术：对伴有高度异型增生或早期食管癌（病灶限于黏膜）的病人可做此治疗。据近年来文献报道，病灶完全切除达98％；并发症发生率为9.5％，包括出血、穿孔、狭窄等；术后复发率为30％。缺陷：存在肉眼下无法观察到的病灶不能切除。多发病灶不宜进行该手术，切除后巴雷特食管仍然存在。

③ 光动力学治疗：利用高度异型增生或早期食管癌的组织有高度吸收光敏感剂的原理，以消灭这些病灶。该法虽可明显降低高度异形增生的发生率及癌变率，但有相当

比例的病灶残余（约17%），并不能预防复发，且巴雷特食管多有残留。

目前尚无明确可逆转巴雷特食管的药物，内镜下治疗通常无法完全消除病灶，也不能预防复发，也可产生一定并发症，长期疗效有待进一步观察。手术治疗：内科正规治疗后症状或食管炎不缓解，或易复发者，可进行抗返流手术——胃底折叠术。该手术可剖腹或腹腔镜下进行；有严重并发症的巴雷特食管可行病变食管切除术；巴雷特食管伴高度异形增生者，是否做病变食管切除术仍有争议。

怎样治疗胆汁返流性食管炎

有学者发现，20%的胃食管返流病病人没有酸返流，但有十二指肠胃食管返流，证明这些返流性食管炎是由胆汁返流所致，对抑酸反应欠佳。改变病人的生活方式仍是治疗胆汁返流性食管炎的基本治疗。在药物治疗方面，应首选能结合胆盐的药物。目前临床上治疗胆汁造成黏膜损害的药物甚少，考来烯胺（消胆胺）虽可结合胆酸，但只在碱性环境下有作用，而胆汁返流常发生在酸环境下，与酸协同致病。铝碳酸镁（达喜）具有独特的网状结构，既可中和胃酸，又可在酸性环境下结合胆汁，当进入肠内碱性环境时，又将胆汁释放，从而不影响胆汁进入肠肝循环。有报道，以铝碳酸镁（达喜）1.0克，每日4次，治疗胆汁返流性食管炎6周，取得了与质子泵抑制剂相似的疗效。a. 促动力药：胆汁返流性食管炎，也属上消化道动力障碍性疾病。在理论上治疗，首先应改善动力，增加食管下括约肌张力，改善食管消除功能，增加胃排空。促动力药与胆盐吸附药铝碳酸镁（达喜）联用，临床疗效更佳。b. 黏膜保护剂：对食管炎的炎症、糜烂、溃疡,此类药使用后能覆盖在病损表面形成一层保护膜,减轻症状、促进愈合。常用药物有硫糖铝1.0克,每日4次,餐前1小时和睡前服用,但其确切疗效尚有待研究。c.抑酸剂:大多数返流性食管炎病人有胆汁和酸的双重返流,应用抑酸剂抑制了胃酸的分泌,继而减少胃液量,降低十二指肠胃食管的返流。质子泵抑制剂也可作为胆汁返流性食管炎治疗的药物。

何谓夜间酸突破

应用连续监测胃内24小时酸碱度(pH)测定技术后,可了解胃内酸碱度的生理变化,同时也可监测药物对胃酸分泌的影响。研究发现,在生理状况下,昼夜之间的基础胃酸排出量呈节律性波动。夜间睡眠后胃酸分泌速率升高,胃内酸度升高的峰值出现在清醒前的数小时,清醒前的早晨胃内酸度明显下降。在夜间胃内酸碱度变化的动态曲线中,尚有自发性夜间胃碱化的生理现象,表现为在睡眠后胃内酸碱度上升大于4,持续60~120分钟以上。这种现象大多发生在后半夜,与睡眠后被唤醒有关。十二指肠溃疡病人常缺乏自发性夜间胃碱化现象,服用 H_2 受体拮抗剂可使其恢复。

服用质子泵抑制剂的病人,可出现尚未明确原因的夜间酸突破现象,影响质子泵抑制剂控制夜间胃内酸度的效应。有学者认为,晨服质子泵抑制剂、睡前加服 H_2 受体拮抗剂可以克服上述夜间酸突破现象。但近期研究认为,质子泵抑制剂需要在胃内酸性环境下发挥作用,应用酸碱度受体拮抗剂降低夜间胃酸分泌,不利于质子泵抑制剂晨服后的抑酸效应。因此认为,胃食管返流病病人有夜间酸突破,以质子泵抑制剂每天服用 2 次来解决。

长期服用质子泵
抑制剂安全吗

20 世纪 80 年代科学家发现了胃黏膜分泌胃酸的细胞——壁细胞的质子泵,即氢－钾－三磷腺苷(ATP)酶(H^+-K^+ATP 酶),它是壁细胞分泌胃酸的最后通道,体内不管哪种促使胃酸分泌的刺激,均通过质子泵分泌胃酸。接着又发现了质子泵抑制剂,其抑制胃酸的程度强于 70 年代开始使用的 H_2 受体拮抗剂,是目前临床应用的最强抑酸剂。有些酸相关性疾病,必须应用该种制剂才能起到临床疗效,在该领域内继 H_2 受体拮抗剂后又一个飞跃。1989 年第一个质子泵抑制剂奥美拉唑(洛赛克)问世,不久相继又推出了兰索拉唑(达克普隆)和泮托拉唑(健朗晨),这 3 个品种统称为第 1 代质子泵抑制剂。1998 年以后,又推出了雷贝拉唑(波利特)和艾司奥美拉唑(埃索美拉唑、耐信)。后两者统称为第 2 代质子泵抑制剂。目前临床应用的质子泵抑制剂主要是这 5 个品种。

短期应用质子泵抑制剂对有些酸相关性疾病,疗效可靠,也较安全,已为大家接受。但治疗胃食管返流病时,有些病人不能停服,一停服很快出现胃食管返流病的相关症状,影响病人生活质量,有时需要长期服用,减少剂量服用也不行,仍需长期服用开始治疗的剂量。例如奥美拉唑(洛赛克)仍为 20 毫克,艾司奥美拉唑(埃索美拉唑、耐信)仍为 20~40 毫克,雷贝拉唑(波利特)仍为 10~20 毫克等。因而,对长期应用质子泵抑制剂的安全性引起了广泛的关注。胃内胃酸具有帮助食物消化和有些营养物质的吸收,且也有杀灭从口而入的细菌,故有很重要的生理作用。长期抑制胃酸是否会发生不良反应?很多学者对以下与抑制胃酸相关的4个问题进行了分析讨论。

① 血浆胃泌素水平升高与肠嗜铬细胞的增生:质子泵抑制剂在长期抑制胃酸分泌的同时,可使血浆胃泌素反馈性升高(在正常情况下,低胃酸时可促使刺激胃酸分泌的胃泌素增加),导致肠嗜铬细胞增生,甚至发展成类癌,这已在大鼠动物实验中证实。但在人类研究中,认为质子泵抑制剂尚未发现反馈性血浆胃泌素升高,具有临床意义。据随访研究资料,在长达4年每天服用兰索拉唑30~60毫克的44例病人内镜观察中,仅发现部分病人肠嗜铬细胞的密度增加,未发现肠嗜铬细胞增生、不典型增生或类癌发生率升高的证据。近期长达10年的随访研究进一步证实,在长期每天服用奥美拉唑40~60毫克的61例病人中,约1/4病人的血清胃泌素水平升高,但无一例病人出现肠嗜铬细胞增生或肿瘤。综合这些临床研究结果,认为长期应用质子泵抑制剂的病人血清胃泌素水平大多保持在正常范围内,缺乏导致类癌危险增加的直接或间接证据。提示在长期服用质子泵抑制剂的病人中,无须监测胃泌素水平。

② 质子泵抑制剂所致低胃酸与细菌过度生长:迄今尚无证据表明长期应用质子泵抑制剂会增加胃肠道细菌感染的危险性。24小时胃内酸碱度(pH)监测表明,每天服用质子泵抑制剂1次后,虽然大多数时间胃内酸碱度大于4,但也有一段时间胃内酸碱度可降至4甚至3以下,只需胃内酸碱度小于3的时间大于20分钟,胃液就有杀菌作用。即使每天服用质子泵抑制剂,间歇性胃酸升高也能有效控制细菌过度生长。也有研究者作对照试验发现,在服用质子泵抑制剂(奥美拉唑或兰索拉唑)与

服安慰剂者对照,胃内因细菌过度生长而将食物中的硝酸盐还原为亚硝酸盐和亚硝胺等致癌物质,在两组中无显著差别。说明长期服用质子泵抑制剂的病人,不会因细菌过度生长而发生致癌物质的增加。

③ 抑制胃酸分泌是否影响营养物质的吸收:质子泵抑制剂能干扰正常的胃酸分泌过程,也可能使维生素 B_{12} 吸收障碍,甚至发生恶性贫血(恶性贫血的发生与胃酸缺乏影响维生素 B_{12} 的吸收)。然而服用奥美拉唑长达 10 年的随访研究中,仅少数病人血清维生素 B_{12} 浓度下降,未出现恶性贫血的病人。在长期服用其他质子泵抑制剂后,大多数病人血清维生素 B_{12} 的浓度也在正常范围内。这可能是因人体内维生素 B_{12} 的储存量较大,不大可能发生真正的维生素 B_{12} 缺乏症。但在老年人和严格素食者,在长期服用质子泵抑制剂期间,建议应定期监测血清维生素 B_{12} 的浓度。

④ 长期服用质子泵抑制剂与萎缩性胃炎发生的关系:长期抑酸治疗能否增加萎缩性胃炎的发生,这是大家十分关心的。在一项前瞻性、随机、对照研究中表明,服用奥美拉唑或做胃底折叠术治疗重度返流性食管炎病人中,萎缩性胃炎发生率的增加,与是否存在幽门螺旋杆菌感染有关,与抑酸治疗无关。表明长期服用质子泵抑制剂期间,出现萎缩性胃炎最主要原因是幽门螺旋杆菌感染,不是长期抑酸治疗的直接后果。1996 年,在一个胃肠药物专家研究小组会议上,专家们结论:在幽门螺旋杆菌感染的病人中,长期应用质子泵抑制剂会促进萎缩性胃炎、肠腺化生和胃癌发生的观点是无证据的。

综上所述,大量临床安全性试验结果及共识意见表明,质子泵抑制剂治疗酸相关性疾病的临床耐受性好,其不良反应的发生率与 H_2 受体拮抗剂或安慰剂相似(H_2 受体拮抗剂长期应用的安全性已有大量资料证实,经长时间的验证是十分可靠的)。长期应用质子泵抑制剂与肠嗜铬细胞增生癌变、胃内致癌物质形成的增加和萎缩性胃炎癌变之间均无明显的临床相关性。要注意的是：潜在胃内细菌过度生长和低酸所致维生素 B_{12} 等营养物质的吸收障碍。

患了慢性胃炎应怎样合理治疗

治疗慢性胃炎不外乎是消除病因、调整生活方式和选用药物治疗 3 个方面。目前公认幽门螺旋杆菌感染是慢性胃炎的主要病因。临床上根除幽门螺旋杆菌后,不但临床症状好转,胃黏膜的炎症也有减轻至完全治愈。如因药物所致的停服相关药物后,也可彻底治愈。平时要心情舒畅,生活有序,劳逸结合,注意饮食调养。必要时选用药物,控制症状,加速慢性胃炎愈合。

患了慢性胃炎应怎样选用药物治疗

虽然治疗慢性胃炎的药物种类繁多,对每一个慢性胃炎病人,不是几类药都需要应用,应合理选择。

根据病人的主要症状,参考胃镜所见和过去的用药反应来选择。选用药物时应注意以下几点：a. 目前还没有某种药可完全治愈慢性胃炎,对慢性胃炎的药物治疗只是对症治疗,解除病人的不适症状,这样可建立病人对治疗的信心。找到引起慢性胃炎的原因、根除病因,有治愈的希望。b. 切忌用药多而杂：同时使用药物越多,药物不良反应率越高,对缓解临床症状不一定起到作用,反而加重已有损伤胃黏膜负担加重。对治疗慢性胃炎选用药物,针对解决主要临床症状就可以了,不必既用西药又用中药,滥用药物。c.对胃黏膜保护剂的应用:慢性胃炎是一种胃黏膜的慢性损伤,胃黏膜保护剂可在胃黏膜表面形成保护膜,使之与有害物隔离,或可吸附有害物质,或可加强胃黏膜的保护力量,或加速修复过程。从理论上看该类药适于慢性胃炎,但从临床实践来看未必能达到理想的目的。因此,不提倡应用胃黏膜保护剂作为慢性胃炎的基础治疗。

慢性胃炎病人应服用哪些药物

慢性胃炎尚无特效疗法,能找到病因者应进行病因治疗,无症状者无须治疗。

1. 根除幽门螺旋杆菌:幽门螺旋杆菌的致病机制尚不清楚,但现已公认幽门螺旋杆菌是 B 型胃炎的重要致病因子,慢性胃炎病人有95%感染幽门螺旋杆菌。研究证实幽门螺旋杆菌与以下 4 种疾病密切相关:a. 慢性胃炎;b. 消化性溃疡;c. 胃癌;d. 胃黏膜相关淋巴组织(MALT)淋巴瘤。

2. 对症治疗

① 胃黏膜保护剂:一些药物可在胃黏膜表面形成保护膜,使之与有害物隔离,或可吸附有害物,或可加强胃黏膜的保护力量,或加速修复过程。

② 促胃动力药:常用的为多潘立酮(吗丁啉),其他如莫沙必利(加斯清、新络纳)和伊托必利(胃力苏)为胃肠动力药。

③ 抑酸药:慢性胃炎不一定高胃酸,有些慢性萎缩性

胃炎胃酸就偏低,但对抑酸药的反应良好,可能与减轻胃酸刺激有关。常用抑酸药为 H_2 受体阻滞剂〔西咪替丁(泰胃美)、雷尼替丁、法莫替丁等〕、质子泵抑制剂(奥美拉唑、兰索拉唑、泮托拉唑、雷贝拉唑、艾司奥美拉唑(埃索美拉唑)等)

④ 助消化药:复方消化酶(达吉)、胰酶(得美通)、慷彼身(米曲菌胰酶片)、复方阿嗪米特肠溶片(泌特)等。

3. 中成药制剂

用以治疗慢性胃炎的有胃复春、猴菇菌片等。

胃黏膜保护剂对慢性胃炎有哪些保护作用

胃黏膜保护剂是治疗慢性胃炎及其他胃部疾病常用的药物,主要作用机制是覆盖胃黏膜损伤部位形成保护膜,隔离损伤因子;促进黏液糖蛋白及磷脂的合成;促进碳酸氢盐分泌;加快胃黏膜上皮细胞更新;促进前列腺素合成,增加胃黏膜血流;清除氧自由基;促进生长因子合成。

按照药效学可将胃黏膜保护剂分为以下几类:

① 单纯胃黏膜保护剂:前列腺素类衍生物、瑞巴派特、吉法酯、替普瑞酮(施维舒)、硫糖铝;

② 兼有杀幽门螺旋杆菌作用的胃黏膜保护剂:铋剂;

③ 兼有抗酸作用的胃黏膜保护剂:氢氧化铝;

④ 兼有抗酸抗胆汁作用的胃黏膜保护剂:铝碳酸镁(达喜)。

下面就临床上常用的黏膜保护剂作一介绍。

① 胶态铋剂:枸橼酸铋钾,商品名 De–NoL、迪乐、德诺。其作用有:在胃的酸性环境下铋与枸橼酸之间的键开放,与溃疡面的黏蛋白形成螯合键,在溃疡面上沉淀下来形

成覆盖物,阻止胃酸、胃蛋白酶对溃疡的进一步刺激;抑制人体蛋白酶,如胃蛋白酶及由幽门螺旋杆菌产生的蛋白酶和磷脂酶对黏液层的降解;促进前列腺素分泌;与表皮生长因子形成复合物,聚集于溃疡部位,促进再上皮化和溃疡愈合;抗幽门螺旋杆菌等。常用剂量每次 120 毫克,每日 4次,饭前及晚睡前服。因铋可有少量吸收,故不宜长期使用,一般用药时间不超过 8 周。服药后大便颜色变黑色,停药后即可消退。过量胶态铋剂能引起急性肾功能衰竭,故严重肾功能不全忌用该药。少数病人出现便秘、恶心、一过性血清转氨酶升高等。

② 米索前列醇(喜克溃):是目前临床上较为广泛应用的前列腺素制剂,其抗溃疡作用主要基于其对胃酸分泌的抑制。治疗消化性溃疡的效果与西咪替丁(甲氰咪胍)大体相当,主要应用于非类固醇抗炎剂服用者,可以预防和减少胃溃疡的发生。常见的不良反应有腹痛和腹泻,另外可导致孕妇流产,因此孕妇忌用。

③ 铝碳酸镁(达喜):抗酸抗胆汁的胃黏膜保护剂。铝碳酸镁咀嚼后崩解,其活性成分铝碳酸镁释放,形成层状网络晶格结构,沉积在食管、胃及十二指肠黏膜表面形成保护层,尤其与损伤黏膜结合力更强,阻断胃腔内各种攻击因子。

④ 硫糖铝:是硫酸化二糖和氢氧化铝的复合物。在酸性胃液中,凝聚成糊状黏稠物,可附着于胃、十二指肠黏膜表面,与溃疡面附着作用尤为显著。覆盖于溃疡面上之后,阻止胃酸、胃蛋白酶继续侵袭溃疡面,有利于黏膜上皮细胞的再生和阻止氢离子向黏膜内逆弥散,从而促进溃疡愈合。近来,从动物实验和从人体研究中发现,硫糖铝有保护胃黏膜的作用,并具有吸附胃液中胆盐的作用,这些与促进溃疡

愈合有一定意义。硫糖铝也是临床上常用的胃黏膜保护剂,适用于老年病人,剂量为每次 1 克,每日 3~4 次,4~6 周为 1 个疗程。不良反应较少,主要是便秘,习惯性便秘者应慎用。因铝能少量被吸收,故肾功能不全者不宜长期服用。

⑤ 其他黏膜保护剂:有替普瑞酮(施维舒)、思密达等药物。替普瑞酮是人工合成的刺激内源性前列腺素合成增加的新制剂,兼有滋养黏膜血管再生的作用,是目前比较理想的黏膜保护剂。因临床试用时间尚短,价格昂贵,尚不能常规使用。

a. 替普瑞酮(施维舒),即施维舒颗粒,是由 L－谷氨酰胺和水溶性奥组成,具有促进胃黏液分泌、促进 D 细胞分泌生长抑素、增强过氧化氢酶和谷胱甘肽过氧化物酶的活力,促进黏膜内地诺前列酮(前列腺素 E_2)的合成,抑制胃蛋白酶活性及因改变了幽门螺旋杆菌的生长环境而具有抑制幽门螺旋杆菌感染等作用,因而可促进溃疡愈合并预防其复发。施维舒颗粒与 H_2 受体拮抗剂联合应用,可以缩短溃疡病的疗程,两者有很好的协同作用。对已治愈的溃疡病人,连续服用施维舒颗粒具有预防溃疡复发的作用。它是一种较为安全的药物,其毒性低,无明显不良反应,仅偶有轻微的恶心、便秘、腹泻等症状。

b. 思密达(双八面体蒙脱石),它对消化道内的病毒、致病菌及其所产生的毒素具有固定及抑制作用;对消化道黏膜有很强的覆盖能力;与黏液糖蛋白结合而起修复和增强黏膜的屏障作用;吸附肠道内气体及具有消化道局部止血作用,故对胃黏膜有保护作用。

总之胃黏膜保护剂可用于治疗慢性胃炎等上消化道疾病。

慢性胃炎为何难治愈

慢性胃炎是临床多发病常见病,往往迁延不愈,给病人和家庭带来经济负担和精神负担。慢性胃炎难治愈,主要与下列因素相关:

① 病因不清:慢性胃炎的发生与许多因素如理化、药物、精神、遗传等有关,也与一些慢性病如慢性肝病、慢性心力衰竭有关,这些疾病可引起胃部淤血、缺氧、营养供给不足等状况,胃黏膜长期受损致使胃炎迁延不愈。排除其他系统的疾病对慢性胃炎尤为重要,千万不能因为慢性胃炎的诊断而耽误其他疾病的发现。

② 幽门螺旋杆菌感染:感染了幽门螺旋杆菌后,有的人可发生幽门螺旋杆菌相关性胃炎,一定要根治幽门螺旋杆菌后才能治愈。

③ 幽门括约肌功能失调易引起胆汁返流性胃炎,对这种类型的慢性胃炎,在抑酸、保护胃黏膜的基础上,不要忽略加强胃动力的治疗。

④ 不重视养生保健:慢性浅表性胃炎病变较轻,经过正确的治疗和调养,大多可以痊愈;慢性糜烂性胃炎虽比前者的病理改变重些,但多数也能痊愈;萎缩性胃炎较前两型更重,中度以下的可以逆转;胃黏膜肠上皮化生及不典型增生的病人需高度重视,要及时到医院就诊并进行动态观察。

⑤ 治疗不彻底:慢性胃炎症状轻、病程长,许多病人不重视治疗。服药后,一旦症状缓解,就不再坚持用药。如此治疗,病情难免不复发。许多病人经治疗病情缓解后,在生活上放松了警惕,饮食饥饱无常、饮酒、吸烟无度、嗜食辛辣刺激的食物等,也是胃炎难以治愈的重要因素。

治疗慢性胃炎尤其要重视巩固和维持治疗。如果仅满足于临床症状的控制而不针对病因治疗,慢性胃炎不仅易复发,而且病情还会逐步加重。

叶酸有治疗慢性萎缩性胃炎的作用吗

叶酸是一种水溶性维生素,与脱氧核糖核酸(DNA)的合成、修复及稳定密切相关。临床研究表明,叶酸缺乏可以引起肿瘤,其原因可能与下列因素有关:叶酸能够稳定DNA,防止细胞癌变;维持DNA甲基化。如果甲基化水平低,癌基因容易活化,促发癌症的发生。使用叶酸,就是让癌基因不活化。

临床上应用叶酸可预防萎缩性胃炎的癌变。服用方法:每次5毫克,每日3次。一般2~3个月为1个疗程,可服用后停一段时间再服。在使用中,要注意叶酸主要用于预防萎缩性胃炎癌变为肠型胃癌,不能用于预防弥散性胃癌,因为后者无癌前期病变,直接发展为胃癌。另外,如果已经诊断为胃癌,不适合使用叶酸干预。因为叶酸与DNA有密切关系,很可能使癌细胞合成加快,可能使肿瘤生长加速、症状加重、病情恶化。

治疗胆汁返流性胃炎有哪些方法

胆汁返流性胃炎的治疗措施主要是:

① 饮食疗法:饮食要清淡,不吃油腻食物,以免刺激胆汁分泌增多,加重返流和病情。应细嚼慢咽,忌暴饮暴食。

避免饮浓茶、烈酒、浓咖啡和进食辛辣、过冷、过热和粗糙食物。去除某些加重病情的因素,戒烟、避免情绪紧张和不服用对胃黏膜有刺激的药物,如阿司匹林、吲哚美辛(消炎痛)、去痛片和保泰松等。

② 口服胃动力药:此类药物能抑制胆汁返流入胃,常用的有:a. 多潘立酮(吗丁啉)。多潘立酮(吗丁啉)能增强胃肠蠕动,调节胃肠道正常活动,使食物顺利从胃进入小肠,并抑制胆汁返流。一般在餐前 15~30 分钟服。b. 莫沙必利。是新一代胃肠动力药,效力比多潘立酮(吗丁啉)大3~4 倍。

③ 口服结合胆盐,保护胃黏膜药物:a. 硫糖铝。此药能与胃黏膜的黏蛋白络合形成保护膜,以保护胃黏膜免受胆汁损伤。b. 胃膜素。能在胃内形成膜状物覆盖胃黏膜,以减轻返流的胆汁和胃酸对胃黏膜的刺激。c. 铝碳酸镁。能在酸性环境下结合胆汁,从而减轻有害因子对胃黏膜的损伤。

患了急性胃炎怎么办

急性胃炎的治疗按照不同类型有所区别。

① 急性单纯性胃炎:该病病程较短,具有自限性。治病原则主要为祛除病因、对症治疗、合理应用抗生素及注意纠正水、电解质紊乱等。a. 一般治疗:首先去除外因,即停止一切对胃有刺激的饮食和药物,酌情短期禁食,或进流质饮食。再去除内因,即积极治疗诱发病,如急性感染性胃炎应注意全身疾病的治疗,控制感染,卧床休息等。b. 抗菌治疗:急性单纯性胃炎有严重细菌感染者,特别是伴有感染性腹泻者可用抗菌治疗。常用药:黄连素 0.3 克口服,每日 3 次;诺氟沙星(氟哌酸)0.1~0.2 克口服,每日 3 次。c. 纠正水、电解质

紊乱:对于吐泻严重、脱水病人,应鼓励病人多饮水,或静脉补液等。d.对症治疗:腹痛者可给予阿托品或山莨菪碱;急性胃炎导致的消化道出血者属危重病症,可予冷盐水洗胃,或冷盐水150毫升加去甲肾上腺素1~8毫克洗胃,适用于血压平稳、休克纠正者。保护胃黏膜可用 H_2 受体阻断剂或质子泵抑制剂,或通过胃镜直视下用电凝、激光、冷凝、喷洒药物等方法,迅速止血。对出血量较大者,适量输血。

② 急性糜烂性胃炎:积极治疗原发病,除去可能的致病因素是治疗的关键。

③ 急性腐蚀性胃炎:腐蚀性胃炎是一种严重的急性中毒,必须积极抢救。吞服强酸、强碱者可服牛奶、蛋清或植物油,不宜用碳酸氢钠中和强酸。吞服强酸、强碱者,严禁洗胃。休克时应首先抢救休克。若有继发感染,可选用抗菌药物。

④ 急性化脓性胃炎:应及早积极治疗,用大量有效的抗生素治疗,纠正水、电解质紊乱等。

急性单纯性胃炎病人饮食有哪些原则

① 去除病因,对症治疗:大量呕吐及腹痛剧烈者应禁食,卧床休息。

② 急性发作时最好用清流质饮食,如米汤、杏仁茶、清汤、淡茶水、藕粉、薄面汤等,应以咸食为主。待病情缓解后,可逐步过渡到少渣半流食,尽量少用产气及含脂肪多的食物,如牛奶、豆奶、蔗糖等。

③ 严重呕吐腹泻,宜饮糖盐水,补充水分和钠盐:若因呕吐失水,以及电解质紊乱时,应静脉注射葡萄糖盐水等

溶液。

④ 腹痛剧烈时,应禁食,使胃肠充分休息:腹痛减轻时,再酌情饮食,禁用生冷、刺激食品,如醋、辣椒、葱姜蒜、花椒等,也不要用兴奋性食品,如浓茶、浓咖啡、可可等。烹调时,以清淡为主,少用油脂或其他调料。

急性单纯性胃炎病人 在家中应怎样护理

急性单纯性胃炎在临床多见,是自限性的病理过程,一般预后良好。良好的家庭护理能够缩短病程,减少并发症的发生。

① 根据病情,必要时短期禁食,注意多饮些糖盐水,以避免发生脱水现象。

② 进餐前不要大量喝水或饮料,以免冲淡消化液和胃酸,降低胃的防御能力。

③ 有呕吐和腹泻时,注意观察呕吐物及大便的次数、状况,尤其是否伴有血液,有无发热、脱水等全身表现。

④ 病情重者,可卧床休息,避免对胃有刺激性的生冷、辛辣、粗糙的饮食,如咖啡、芥末、葱、姜、蒜、胡椒、陈醋之类。应戒烟禁酒。

⑤ 如果伴有上消化道出血、严重脱水、酸中毒或高热时,宜及时就医。

患了急性糜烂性胃炎 应怎样治疗

急性糜烂性胃炎又称出血糜烂性胃炎、出血性胃炎、应激性溃疡等,近年来统称为急性胃黏膜病变。急性糜烂性胃炎一经确诊,必须及时治疗,以防病人大量出血,导致生命危险。治疗原则是:去除各种诱发因素,降低胃内酸度以防氢离子反弥散而加重胃黏膜损害,积极止血,输血补液。具体措施如下:

① 补充血容量:酌量给予静滴全血或新鲜冷冻血浆、代血浆及平衡盐液等,有休克者应积极改善微循环。

② 冰盐水洗胃:可使胃壁血管收缩,并使胃酸分泌减少,促进止血。方法是将胃管留置胃内,先将胃液抽尽,注入冰盐水 200～300 毫升,然后抽出,反复冲洗 3～4 次,最后将去甲肾上腺素 8 毫克加入 150 毫升冰盐水中,注入胃内,以进一步收缩血管。4 小时后可重复 1 次。此法不主张在老年人中使用。

③ 抑酸剂的应用:质子泵抑制剂,如艾司奥美拉唑(埃索美拉唑)、兰索拉唑和奥美拉唑等,H_2 受体拮抗剂如西咪替丁(甲氰咪胍)、雷尼替丁、法莫替丁等,均有较强的抑制胃酸分泌的作用,减少氢离子浓度。一般情况下可给予上述药物口服;病情危重者,可用奥美拉唑或西咪替丁、雷尼替丁静滴。

④ 抗酸剂:每小时口服硫糖铝 1.0 克或氢氧化铝与氢氧化镁混合剂,中和胃酸,达到保护胃黏膜的作用。

⑤ 如有出血,内镜下局部喷洒 5％ Monsell 液(锰氏液)或 1％肾上腺素液、凝血酶 500～1 000 单位,可以促使局部血液凝固。近年来,广泛开展的经纤维胃镜电凝或激光止血,效果可靠。

⑥ 外科手术治疗:绝大多数病人经内科治疗后就可止血,但仍有 10％左右病人需手术治疗,否则难以控制出血。手术多采用迷走神经切断加胃次全切除术。

治疗消化性溃疡
有哪些原则

消化性溃疡治疗的原则是消除症状、促进溃疡愈合、避免并发症和预防复发。不同病人的病因不尽相同,对每一病例应分析其可能涉及的病因,给予相应处理。新的观点将溃疡病人分为3类:a.幽门螺旋杆菌阳性病人;b.幽门螺旋杆菌阴性、应用阿司匹林/非甾体类抗炎药病人;c.幽门螺旋杆菌阴性、未使用阿司匹林/非甾体类抗炎药的病人。在治疗上应针对这3类不同情况进行不同处理。对第一、第二类病人经杀灭幽门螺旋杆菌、停用非甾体类抗炎药后可永久性治愈。第三类病人数量极少,治疗时应仔细排除是否有意无意使用过阿司匹林/非甾体类抗炎药,有无全身性疾病、胃泌素瘤、多发性内分泌肿瘤Ⅰ型,原发性或继发性甲状旁腺功能亢进症等。

治疗消化性溃疡
有哪些药物

消化性溃疡的内科治疗主要是药物治疗。近年来,随着人们对胃壁细胞的泌酸功能和胃黏膜防御功能的深入研究,治疗消化性溃疡的药物得到迅速发展,几乎所有的消化性溃疡都可经药物治愈。基于该病的发生主要是对胃十二指肠黏膜有损伤作用的攻击因子,与胃十二指肠黏膜的防御因子之间失去平衡的结果,故药物治疗主要围绕消除攻击因子和增强防御因子两方面进行。所用药物分类见下表。特别需强调的是,对由幽门螺旋杆菌感染所引起的消化性溃疡,必须同时应用抗幽门螺旋杆菌的药物。

治疗溃疡药物的分类表

药物类别		常用药物
减少攻击因子药物	抑酸分泌药物 H₂ 受体拮抗剂	西咪替丁、雷尼替丁、法莫替丁
	质子泵抑制剂	奥美拉唑、兰索拉唑、泮托拉唑、雷贝拉唑、艾司奥美拉唑
	选择性抗胆碱药	哌仑西平(极少应用)
	前列腺素类药物*	米索前列醇、恩前列素
	胃泌素受体拮抗剂	丙谷胺(疗效差,目前已不用)
	碱性止酸药 单成分制剂	碳酸氢钠、氧化镁、氢氧化铝(不良反应较多,不主张单一应用)
	复合制剂	乐得胃、复方铝酸铋(胃必治)、铝碳酸镁(达喜)、复方碳酸钙(罗内)等
	抗幽门螺旋杆菌药物 铋制剂*	枸橼酸铋钾(德诺)
	抗幽门螺旋杆菌抗生素	四环素、甲硝唑、替硝唑、克拉霉素、阿莫西林、呋喃唑酮、左旋氧氟沙星(可乐必妥)
增加防御因子药物	黏膜保护制剂 铋制剂*	枸橼酸铋钾(德诺)、次硝酸铋
	铝制剂	硫糖铝(目前应用的混悬剂疗效较片剂、胶囊剂为好)
	其他	替普瑞酮、思密达(临床较少用)
	前列腺素类 前列腺素 E₁ 衍生物	米索前列醇
	前列腺素 E₂ 衍生物	恩前列素
	甘珀酸(生胃酮) 甘珀酸	甘珀酸(不良反应较多,疗效一般,现已不用)

* 为具有消除攻击因子和增强防御因子双重作用

什么是抗酸药

抗酸药是能降低胃内酸度从而降低胃蛋白酶的活性和减弱胃液消化作用的药物。是消化性溃疡病特别是十二指肠溃疡病的治疗药物之一。按照抗酸药效应,抗酸药分为2种:a. 系统性抗酸药。由于它的阳离子部分在肠内不形成不溶性碱性化合物而可致代谢性碱中毒,如碳酸氢钠。b. 非系统性抗酸药。由于它的阳离子部分在肠内形成不溶性碱性化合物,而相对不溶解和难吸收,因此不引起体液的碱化。非系统性抗酸药按其性质的不同,又分为中和剂(如碳酸钙、氧化镁)、中和物理吸附剂(如氢氧化铝、三硅酸镁)。临床常用的复方碱式硝酸铋(胃得乐,胃速乐)和乐得胃除抗酸作用外,兼有保护胃黏膜和消除幽门螺旋杆菌的作用。

理想的抗酸药应具备以下特点:a. 中和胃酸的作用强大而持久,使胃内容物的 pH 维持在 3.5 以上,此时胃蛋白酶的消化作用大部分停止;b. 与胃酸作用不产生二氧化碳;c. 不引起便秘和腹泻;d. 没有系统性效应。抗酸药种类虽多,但若以上述标准去衡量,没有一个臻于理想。需要在选择抗酸药时除了考虑其价格和是否适口以外,更重要的是要考虑其不良反应。

抗酸药治疗消化性
溃疡有何疗效

一般认为,抗酸药对缓解症状有良好疗效,但对溃疡的愈合效果看法不一。多数临床研究将抗酸药与 H_2 受体拮抗剂比较后认为,对胃溃疡和十二指肠溃疡病人,无论是低剂量还是大剂量的抗酸药,对消化性溃疡的疗效与西咪替丁或雷尼替丁无明显差异。愈合率与剂量之间并无明显的关系,服用方法每日 4 次或每日 7 次均可,片剂和乳剂的疗效也相似。为减少不良反应,主张采用低剂量、低频率的给药方式。对消化性溃疡复发的预防,抗酸药连用 1 年的疗效也与西咪替丁相似,且其所需费用仅为西咪替丁的 1/4,两者的不良反应发生率也无明显差别。不过,尚无资料表明 1 年以上的抗酸药维持治疗对预防消化性溃疡复发是否有效。

为什么抗酸药需在饭后 1 小时服用

餐后 1 小时口服抗酸药,可以使胃液的 pH 在餐后的 3 小时内保持较高水平。如在餐后 3 小时再次口服 1 次抗酸药,胃内的高 pH 值可维持至餐后 4 小时即下一次进餐前。基于上述原因,单成分抗酸药宜于餐后 1、3 小时各服 1 次,同时为对抗夜间胃酸增高,睡前应加服 1 次,也即每日 7 次服法,可使胃液的 pH 维持在 3 以上。复方抗酸药因作用时间较长,故多在餐后 1 小时及晚睡前各服 1 次,也即每日服用 4 次即可。

何谓 H_2 受体拮抗剂

H_2 受体拮抗剂是治疗消化性溃疡的重要药物,其作用机制如下:组胺有两种成分,即组胺 1(也称 H_1)和组胺 2(也称 H_2)。H_1 对收缩平滑肌及扩张血管起作用,H_2 对刺激胃酸分泌起作用,H_2 受体拮抗剂与壁细胞膜上的 H_2 受体结合,从而阻断 H_2 对壁细胞的刺激,发挥其抑制胃壁细胞分泌盐酸的作用,同时也能拮抗胃泌素和乙酰胆碱所刺激的胃酸分泌,抑酸作用较强。

　　H_2 受体拮抗剂至今已有 3 代产品,第一代为西咪替丁,即是现在常用的西咪替丁(泰胃美);第二代为雷尼替丁;第三代为法莫替丁。还有结构和性能与雷尼替丁相似的尼扎替丁和罗沙替丁。各种品种的临床疗效相似,但法莫替丁的不良反应相对少见,而西咪替丁(泰胃美)的不良反应较多见,故常选用法莫替丁。每日总量西咪替丁(泰胃美)800 毫克、雷尼替丁 300 毫克、法莫替丁 40 毫克分次服用(每日早、晚各一次)或每晚一次服用,疗效相似,大多主张每晚服用一次,方便病人。对活动性消化性溃疡的疗程为 6~8 周(十二指肠溃疡 6 周、胃溃疡 8 周);对消化性溃疡停药后有较高复发率,不能改变消化性溃疡的自然病程。停药后复发与初始治疗的剂量、用药时间长短无关。该类药可用于预防消化性溃疡的复发维持治疗,维持治疗的剂量为初始治疗剂量的一半,每晚服用为好。对肾功能不良的病人,要根据肌酐清除率调节用药量。对肝功能受损的病人,在用药过程中应密切随访肝功能,随时调整用药量。该类药与其他药物有相互作用,以西咪替丁(泰胃美)最明显,可干扰苯妥英钠、地西泮(安定)、氯氮草(利眠宁)、华法林、吲哚美辛(消炎痛)和普萘洛尔(心得安)等代谢,使其作用加强,作用时间延长。在同时应用时,应予注意。

服用 H_2 受体拮抗剂会有何不良反应

　　第一代 H_2 受体拮抗剂西咪替丁不良反应较多,主要为乏力、便秘、腹泻、口渴、头痛,血谷丙、谷草转氨酶升高,血肌酐升高、嗜酸细胞增多、白细胞减少和皮疹，但在停药后均可逆转。特别是对有肝、肾功能不全的老年人，长期服用偶可发生精神错乱。西咪替丁还能抑制肝脏内细胞色素P450 的活性，减弱肝脏对某些药物，如苯妥英钠、地西泮、利眠宁、华法林、吲哚美辛（消炎痛）及普萘洛尔、性激素等的代谢，延长这些药物的作用时间，并影响性功能，引起男性病人的女性化乳房发育和出现阳痿，服用西咪替丁时应予注意。第二、第三代 H_2 受体拮抗剂与肝的药酶结合甚少，甚至不结合，对性激素无干扰，没有类似西咪替丁那样的不良反应。第二代 H_2 受体拮抗剂的不良反应较西咪替丁为小，而第三代 H_2 受体拮抗剂法莫替丁几乎无这种不良反应，偶有血谷丙、谷草转氨酶升高，停药后即可下降。

什么是质子泵抑制剂（PPI）

质子泵抑制剂是新一代的抑酸药，抑酸作用强而持续，是目前治疗消化性溃疡较好的抗酸分泌药物。在国内提倡用于顽固性消化性溃疡的治疗及根除幽门螺旋杆菌相关性胃肠疾病的治疗。众所周知，胃壁细胞分泌盐酸有 3 个主要环节：a. 组胺、乙酰胆碱和胃泌素与各自位于胃壁细胞膜上的受体结合引起壁细胞内的生化反应，促使壁细胞内三磷酸腺苷转化为环磷酸腺苷和使细胞内的游离钙增高。b. 胃壁细胞内存在环磷酸腺苷或钙离子的介导下生成氢离子。c. 存在于壁细胞分泌小管和囊泡内的 H^+-K^+- 三磷酸腺苷酶（称质子泵或酸泵）将氢离子从壁细胞转移到胃腔，与从胃腔进入壁细胞内的 K^+ 交换。质子泵抑制剂是作用于泌酸过程的最后环节。其吸收入血达到胃壁细胞的分泌小管后，在酸性环境下转化为活体，作用于 H^+-K^+- 三磷酸腺苷酶,使其失去活性,导致壁细胞内的氢离子不能转移到胃腔,使胃酸分泌减少,胃液内的 pH 升高,从而达到抑酸目的。

质子泵抑制剂治疗
消化性溃疡有何疗效

质子泵抑制剂在治疗消化性溃疡中,不仅能迅速缓解症状并有较高的溃疡愈合率,而且在维持治疗中有可靠的维持愈合的功能,疗效高于 H_2 受体拮抗剂。a. 奥美拉唑:治疗十二指肠溃疡,每天 20～40 毫克,2 周治愈率约为 80%,4 周近 100%,其实每日 20 毫克的剂量也多可获最高治愈率。在治疗胃溃疡方面,基于胃酸在胃溃疡的形成上不如十二指肠溃疡重要,故用药后溃疡愈合较慢,疗程稍长。对非甾体类抗炎药引起的胃十二指肠溃疡,在不停用非甾体类抗炎药的同时,与硫糖铝比较,疗效明显优于后者。对难治性溃疡,每天给予奥美拉唑 20～40 毫克,4～8 周可使其痊愈。预防溃疡复发,一般采用奥美拉唑 10～20 毫克/日,每周口服,3 天,可使复发率减少。b. 兰索拉唑对消化性溃疡的治疗效果与奥美拉唑基本相同,每天口服 30 毫克,4 周时十二指肠溃疡治愈率为 94%,4 周和 8 周胃溃疡治愈率分别为 64% 和 93%。c. 泮托拉唑目前国内也有较多应用,其疗效与以上两药相似。

服用质子泵抑制剂能
根治消化性溃疡吗

目前认为幽门螺旋杆菌阳性的溃疡病病人根除幽门螺

旋杆菌后,可使顽固性溃疡容易愈合,并可大大减低溃疡病的复发率(10％以下)。根除幽门螺旋杆菌已成为治疗溃疡病的必要措施。经过多年临床研究,认为根除幽门螺旋杆菌的治疗方案,以含质子泵抑制剂的新三联疗法最为有效,即以质子泵抑制剂加2种抗生素连续服用1周,不再用其他任何抗溃疡药,4周后复查溃疡的愈合率达90％以上,幽门螺旋杆菌的根除率也可达90％。从以上数据可以看出,单用质子泵抑制剂并不能根治消化性溃疡,用质子泵抑制剂与其他2种抗生素联用,可使绝大多数幽门螺旋杆菌阳性的消化性溃疡得到根治。

服用质子泵抑制剂有何不良反应

在临床应用中,病人对质子泵抑制剂具有良好的耐受性,不良反应的发生率低。奥美拉唑主要有以下几方面的不良反应:a. 胃肠道反应:常规剂量下奥美拉唑(20~40毫克/日)可出现上腹痛、胀气、腹泻、恶心和呕吐,可能与胃酸过度抑制有关。b. 神经内分泌系统:中枢神经系统的不良反应发生率为5％,出现精神症状(焦虑和抑郁)的为1％,头痛的为4％。c. 胃黏膜形态的改变 – 嗜铬细胞增生和类癌形成:长期服用大剂量奥美拉唑可使大鼠出现胃黏膜形态的改变 – 嗜铬细胞增生和类癌形成,但在人体应用奥美拉唑的治疗过程中,尚未发现胃黏膜中泌酸细胞的改变。d. 对肝脏的损害:也在动物实验中发现,在人体应用中尚未见到明显肝损害的报道。e. 皮肤损害:少数病人服用奥美拉唑后会出现皮肤红斑样损害或苔藓样改变,停药后可消失,这是药物变态(过敏)反应。

米索前列醇治疗消化性 溃疡有何疗效

米索前列醇是前列腺素 E_1 的衍生物,给予病人 200 微克,每天 4 次,或 400 微克,每天 2 次口服,连续服用 4 周,可使 50%~80% 的十二指肠溃疡愈合,38%~54% 的胃溃疡愈合,8 周的治愈率为 60%~90%,疗效与西咪替丁相近,但复发率(35%)明显低于后者(85%)。对非甾体类抗炎药引起的胃十二指肠损伤有保护作用,疗效优于西咪替丁。该药的药价较贵,且对消化性溃疡的疗效并不优于其他抗溃疡药物,目前临床较少应用。但对于预防非甾体类抗炎药所致的消化性溃疡,优于其他药物。

铋制剂治疗消化性 溃疡有何疗效

铋制剂主要指胶体铋,又称铋化合物,包括次硝酸铋、次水杨酸铋、次枸橼酸铋,临床上多用枸橼酸铋钾(次枸橼酸铋,CBS)。其治疗溃疡病的机制不在于对酸分泌的抑制,主要是对黏膜细胞的保护作用。据研究,铋剂主要沉积在溃疡的底部,周围黏膜很少附着。在胃内酸性环境下,与溃疡或炎性组织的糖蛋白结合,形成不溶性沉淀物,从而防止胃蛋白酶、胃酸以及食物等的刺激。铋剂还具有抑制胃蛋白酶、刺激碳酸氢根的分泌以及杀灭幽门螺旋杆菌的作用。临床常用剂量为 120 毫克,4 次/日,也可用 240 毫克,2 次/日,于餐前 30 分钟及睡前服用,两者疗效相同,4~6 周为 1 个疗程。其 4 周和 8 周的愈合率,对十二指肠溃疡分别为70%~85%和88%~97%,在胃溃疡分别为70%~75%和77%~87%,疗效与H_2受体拮抗剂比较无显著差异,但对H_2受体拮抗剂治疗无效的消化性溃疡,其4周治愈率可达80%~85%。因此,铋制可用于治疗难治性溃疡。另外,经铋剂治疗愈合的消化性溃疡较H_2受体拮抗剂及质子泵抑制剂治疗的溃疡复发率为低。

病人能长期服用铋制剂吗

长期大量服用铋剂可产生脑病,脑病的发生与血清中铋的浓度直接相关,铋浓度小于50微克/升被认为是安全的,危险范围为50~100微克/升,血清铋浓度不应大于100微克/升。铋剂所致脑病的主要表现为双手发麻,易疲劳、易激动,注意力不集中,记忆力减退等,停药后症状可缓慢消失。在临床上遇到有些病人无限制地服用铋剂,这是危险的。建议服用铋剂的疗程以4~6周为宜。

目前,市场上常见的国产胶体铋制剂主要有以下3种:

① 枸橼酸铋钾(次枸橼酸铋,德诺,丽珠得乐),每片含铋110毫克。

② 胶体果胶铋(维敏),主要成分为碱式果胶酸铋钾。

硫糖铝治疗消化性溃疡有何疗效

硫糖铝作为八硫酸蔗糖的氢氧化铝盐,在酸性环境下,氢氧化铝根可离子化而与硫酸蔗糖复合离子分离,后者可聚合成不溶性带负电的胶体,能与溃疡面带正电的蛋白质渗出物相结合,形成一保护膜覆盖溃疡面,并促进前列腺素合成,吸附表皮生长因子在溃疡处浓集,从而加强黏膜的防御能力,促进溃疡愈合。在临床上,每日4次,每次1克,在餐前1小时及睡前服,治疗胃溃疡4周和8周的愈合率分别为36%~61%和75%~94%,治疗十二指肠溃疡4周和8周的愈合率分别为41%~68%和79%~91%,与H_2受体拮抗剂比较,疗效无显著差异。硫糖铝还可克服因吸烟对十二指肠溃疡愈合的不利影响。

服用硫糖铝会有哪些不良反应

口服硫糖铝只有少量被吸收,98%的铝从粪便排除。据研究,口服后仅有3%~5%的硫糖铝以硫酸蔗糖的形式从小肠吸收入血液,铝的吸收量不足0.02%,且少量吸收的铝很快从肾脏排出,不会在体内聚积(除肾功能衰竭者外)。硫糖铝作为促溃疡愈合药,其安全性和耐受性均较好。便秘是其主要不良反应,发生率约2.2%,便秘者应禁用。个别病人可出现口干、恶心、胃痛等。硫糖铝在肠道内可与磷结合,长期服用可能会导致低血磷。此外,吸收入血液的铝通过肾脏排出,对肾功能不全者可能会导致铝在体内蓄积,故应慎用。由于硫糖铝在pH4.0以上时溶解度小,黏膜保护作用减弱,故与抑酸药合用可能会降低其疗效。目前,其对胎儿影响不明确,妊娠病人只有在明确需要时才能使用。胃肠道吸收硫糖铝极少,哺乳病人应用还是安全的。硫糖铝与阿米替林、环丙沙星(环丙氟哌酸)、酮康唑、诺氟沙星、苯妥英钠、舒必利和缓释茶碱同时服用时,可显著降低这些药物的生物利用度,使用时应予注意。

治疗消化性溃疡，胃痛消失就可停药吗

消化性溃疡病人有90％左右有腹痛，且大多数人腹痛有其特征性，即长期、反复发作、周期性、节律性的疼痛。疼痛给病人带来痛苦，因此成为溃疡病治疗的首要目的。但溃疡病的治疗不仅仅是为了解除疼痛，更主要的是促进溃疡愈合，防止并发症和预防复发。用药后，虽然胃痛消失，但溃疡尚未愈合，因此过早停药会影响溃疡的愈合质量，容易使溃疡复发和出现并发症。即使是许多碱性抗酸药，由于能起中和胃酸的作用，止痛效果迅速，但也不能按胃痛消失来停药。应按标准疗程治疗消化性溃疡，不是以胃痛消失作为停药指征。

消化性溃疡在任何有效治疗下，大多数在4~8周内溃疡愈合，因此加速溃疡愈合的药物疗程可定为4~8周。少数在4~8周时仍不愈合者，可适当延长1~2周。胃溃疡与十二指肠溃疡的疗程有些不同，一般胃溃疡的疗程较十二指肠溃疡的疗程长2周。

延长服药疗程能治愈消化性溃疡吗

溃疡愈合的自然进程，一般最短2周，最长3个月。药物的干预能缩短愈合的时间，但延长抗溃疡药物的疗程并不能治愈消化性溃疡。在继续用药期间，只能维持溃疡愈合。目前认为，溃疡的复发有其复杂的因素，多与幽门螺旋杆菌、非甾体抗炎药、吸烟、精神因素等有关。

不过,不同的抗溃疡药物停药后消化性溃疡的复发率有所不同。以质子泵抑制剂停药后复发率最高,H_2受体拮抗剂次之,铋剂和硫糖铝停药后复发率低。要治愈消化性溃疡,靠延长抗溃疡药物的疗程是不行的,因停药后溃疡仍会复发。

联合用药能提高治疗消化性溃疡的疗效吗

治疗消化性溃疡的药物品种繁多,治疗时应选用止痛效果好、溃疡愈合快、不良反应小、停药不易复发、价格低廉的药物为主。已用于临床的质子泵抑制剂抑酸作用强而持续,是目前治疗消化性溃疡最好的抗酸分泌药物,用它治疗消化性溃疡(包括有并发症者及难治性溃疡)能取得良好的效果。没有必要与其他抑酸剂,如H_2受体拮抗剂联用。如果治疗胃泌素瘤所致溃疡,可适当加大质子泵抑制剂的剂量。

很多学者研究过几种药物的联合应用,均未证实有协同作用。如将4种常用治疗溃疡病十分有效的药物:西咪替丁、硫糖铝、雷尼替丁、抗酸药联合应用,结果任何两种药物的联合应用并不比单一的药物更有效。表明同时应用几种抗溃疡药物并不能提高疗效。相反,同时应用几种抗溃疡药物有时还会降低疗效,例如,碱性抗酸药可抑制H_2受体拮抗剂的吸收,故不宜与之同用。临床和研究均证明,应用单一抗溃疡药物已能较满意的控制症状,可加速溃疡愈合,无需多种抗溃疡药物联合应用。

怎样治疗难治性消化性溃疡

经系统抗溃疡药物治疗,即应用 H_2 受体拮抗剂治疗十二指肠溃疡 8 周,胃溃疡 12 周,溃疡仍未愈合时,称为难治性溃疡。幽门螺旋杆菌感染是顽固性溃疡的一个重要因素,其他因素还有:a. 治疗不正规或不系统;b. 穿透性溃疡;c. 特殊原因所致消化性溃疡,如胃泌素瘤;d. 某些疾病或药物影响药物吸收或效价降低;e. 误诊,如胃或十二指肠恶性肿瘤;f. 不良诱因存在,包括吸烟、酗酒、激素或非甾体类药物的应用及精神应激。治疗上,对于合并幽门螺旋杆菌感染的顽固性溃疡,应根除幽门螺旋杆菌。对于幽门螺旋杆菌感染阴性的顽固性溃疡,应去除诱因,采用合理的系统治疗,或使用强抗酸分泌药物——质子泵抑制剂,并增加药量,延长用药时间。

预防消化性溃疡复发有哪些方法

除了避免消化性溃疡复发的有关因素外,如何应用药物来预防消化性溃疡复发,是治疗消化性溃疡的一个热点问题,过去虽已有药物能加速溃疡愈合,但应用药物来预防溃疡复发未见有成功的经验介绍。一直到 20 世纪 70 年代 H_2 受体拮抗剂问世,在 80 年代初才有成功的用药物来预防消化性溃疡复发的报道。先以第一代 H_2 受体拮抗剂西咪替丁,接着有雷尼替丁、法莫替丁、尼扎替丁等作预防治疗,最近推出了质子泵抑制剂,如奥美拉唑、兰索拉唑治疗,以上各种药物对预防溃疡复发均取得了十分惊人的效果。方法有以下几种：a. 间歇治疗。消化性溃疡愈合后即可停药观察，如又复发，再进行4~6周正规的抗溃疡治疗。如溃疡发作有季节性规律者，则在好发季节服药。b. 症状自我控制治疗。当消化性溃疡出现临床症状时，服用全量抗溃疡药物，直至症状消失停药。该法的目的在于控制症状，待溃疡自行愈合。优点是所耗药物少，费用较低。但因溃疡自行愈合慢，只适用于无并发症的十二指肠溃疡。c. 药物维持治疗。溃疡愈合后，每日改半量药物维持治疗，维持治疗1~2年，称短期维持治疗；维持治疗5~6年者，称长期维持治疗。d. 根除幽门螺旋杆菌治疗。对幽门螺旋杆菌相关性消化性溃疡，根除幽门螺旋杆菌后，可预防消化性溃疡的复发。

何谓氩离子凝固术

氩离子凝固术（Argon plasma coagulation, APC）也是一种热能凝固术，但它不是通过治疗器具与组织接触而起作用，是通过气体将热能转化致组织凝固而起作用，因此其具有特殊性。氩离子凝固术是20世纪90年代初期由德国学者Grund首先应用于内镜治疗，我国是上海瑞金医院吴云林教授在内镜治疗中首先引进该项技术。10余年来，国内外学者在该项技术的应用中取得了较好的成绩，同时也积累了一定的经验，并且展示了该项技术在内镜治疗中的特殊作用及发展前景。氩离子凝固术的适用于：a. 止血：静脉曲张以外的消化道出血，如糜烂病变出血，其他方法治疗后的出血，活检出血等；b. 消化道广基息肉、腺瘤、丘疹状增生的治疗；c. 疣状胃炎，不典型增生，肠上皮化生的治疗；d. 早期癌，晚期肿瘤的姑息治疗；e. Barrett食管的治疗。

消化性溃疡能
进行手术治疗吗

消化性溃疡出现并发症时,如穿孔、幽门梗阻、癌变或消化道出血内科治疗失败,需要进行手术治疗。目前治疗溃疡的药物疗效极佳,需要外科手术的溃疡病人越来越少。

既往内科治疗消化性溃疡效果不理想,易反复发作,最后发生各种并发症,影响病人生活质量,因此外科手术治疗该病屡见不鲜。外科治疗是将分泌胃酸较多的胃部连同迷走神经一并切除,使胃酸尽量减低。良好的外科手术确能达到治愈溃疡的目的。但胃大部切除术后,常可发生各种并发症,给病人带来终身遗憾,时间长,也会增加残胃癌的发生率。自20世纪70年代发现第一个 H_2 受体拮抗剂西咪替丁后,给该病的治疗带来了一场革命。进入80年代、90年代,非但新的 H_2 受体拮抗剂不断推出,后推出了质子泵抑制剂,这对该病的治疗又是一个飞跃。最近又证实根治幽门螺旋杆菌感染,能预防大多数溃疡复发。目前对该病的内科治疗,不论是迅速控制症状和促进溃疡愈合,或预防复发、防止并发症的发生,均已达到令人十分满意的效果。显示单纯的无并发症的良性消化性溃疡不再需外科治疗了。

消化性溃疡病人长期
在服药,为何还有症状

消化性溃疡病人一直在服药而仍有症状,要考虑以下几个问题:

① 如经胃镜证实溃疡仍未消失,应考虑为难治性溃疡,必须调整治疗方案。

② 如经胃镜证实溃疡已消失,大多可能为功能性消化不良所致。

③ 还要注意排除胃以外疾病,如胰腺、胆道、结肠等病变也可以引起腹痛、腹胀等症状。

消化性溃疡合并出血应怎么办

上消化道出血是消化性溃疡的常见并发症之一,10%~15%的病人可并发出血。病人遇到消化性溃疡合并出血时,应及时就医,以免贻误病情。及早发现溃疡出血是及时诊治的关键。消化性溃疡合并大出血时,可出现呕血和黑便,临床上不难鉴别。但是如果出血量较小,肉眼不能发现,需通过粪隐血检查才能诊断。消化性溃疡病人应密切注意大便的形态和颜色,若遇大便糊状色深,且近期有中上腹不适感,尤应重视,需及时就诊。

一般内科保守治疗对于消化性溃疡合并出血治疗有效。争取在24~48小时内行急诊胃镜检查,急诊胃镜有助于疾病的诊断,并可做镜下止血治疗。如积极内科治疗不能控制的消化性溃疡大出血,应做急诊手术治疗。

迪厄拉富瓦(Dieulafoy)病出血应怎样治疗

随着内镜技术的发展与改善,迪厄拉富瓦(Dieulafoy)病已从外科治疗为主转为内镜下治疗,止血成功率80%~

100％,所有保守治疗对其无效。

随着内镜应用的普及、治疗内镜技术的进步,内镜下局部止血治疗救治迅速,Dieulafoy病病死率明显下降,其预后明显改观。内镜下止血方法很多,包括电灼、激光、微波、注射硬化剂、喷洒止血药止血、血管栓塞等,高频电凝主要用于动脉显露的血管性出血。1985年,国外使用纯乙醇或高渗肾上腺素盐水局部注射效果满意,据报道,97％的病人得到成功止血,氩激光治疗小动脉喷射出血有效率70％。国内也有应用内镜下硬化剂(1％乙氧硬化醇)注射,局部止血获得显著效果,对内镜治疗失败者应不失时机手术治疗以挽救生命。

Dieulafoy病发现与治疗起始于外科手术,至今仍有不少学者仍然认为,外科手术是首选治疗方法,尽管局部治疗方法有相当效果,但仍不彻底解决黏膜下畸形血管,还有再出血可能。手术治疗包括胃大部切除术、广泛楔形切除术和单纯缝扎术,以缝扎止血术应用较多。近年来主张胃楔形切除术,标本做病理检查,能达最终诊断。

患了幽门螺旋杆菌感染都应治疗吗

自1983年成功地在人胃黏膜组织中分离出幽门螺旋杆菌(幽门螺旋杆菌)以来,越来越多地证实它与多种胃肠疾病(包括胃肠外疾病)相关,严重危害人类健康。是否对所有感染者均予根治?答案是否定的。这是因为:a.幽门螺旋杆菌感染后的结果有很大差异,只有感染产毒型(占所有感染的50％~60％)的幽门螺旋杆菌才具有致病性,并非感染幽门螺旋杆菌均会致病;b.幽门螺旋杆菌感染广泛,也侵及正常人群40％~60％,大部分受感染者并无症状;c.幽门螺旋杆菌根治不易,对大量人群用药无疑是滥用抗生素,根治方案中所用药物还可产生不良反应;d. 幽门螺旋杆菌与某些疾病的关系尚无定论或还须进一步深入研究。综上所述,对幽门螺旋杆菌感染者应遵循根治指征,严格掌握适应证。

何谓幽门螺旋杆菌根除

对于幽门螺旋杆菌感染病人,选择理想的根除方案,在停药 1 个月以上进行复查,阴性者判为幽门螺旋杆菌根除。根除的标准为:

① 在胃窦、胃体两部位以上取材,所有部位尿素酶试验、切片染色均为阴性者。

② 排除胃出血影响,尿素呼气试验阴性者。

③ 血清学由阳性转为阴性者。

符合以上 3 项中 1 项者,为幽门螺旋杆菌根除。

根除幽门螺旋杆菌有哪些治疗方案

既往幽门螺旋杆菌的一线治疗方案为三联疗法,即一种质子泵抑制剂＋两个有效抗生素,四联疗法作为补救方案。但抗生素耐药率越来越高,影响了幽门螺旋杆菌的根除率。近年来,四联疗法也用作一线方案,以增加根除幽门螺旋杆菌的疗效。具体方案如下:

① 质子泵抑制剂/RBC(标准剂量)＋克拉霉素(500毫克)＋阿莫西林(1 000 毫克)。

② 质子泵抑制剂/RBC(标准剂量)＋克拉霉素(500毫克)或阿莫西林(1 000 毫克)＋甲硝唑(400 毫克)或呋

喃唑酮(100 毫克)。

③ 质子泵抑制剂(标准剂量)+铋剂(标准剂量)+克拉霉素(500 毫克)或阿莫西林(1 000 毫克)。

④ 质子泵抑制剂(标准剂量)+铋剂(标准剂量)+克拉霉素(500 毫克)+甲硝唑(400 毫克)或呋喃唑酮(100 毫克)。

上述药物的代号和标准剂量说明:

质子泵抑制剂标准剂量指艾司奥美拉唑(标准剂量为 20 毫克)或雷贝拉唑(标准剂量为 10 毫克)、兰索拉唑(标准剂量为 30 毫克)或奥美拉唑(标准剂量为 20 毫克)或泮托拉唑(标准剂量为 40 毫克)。

RBC(雷尼替丁枸橼酸铋)标准剂量为 350 毫克。

铋剂(枸橼酸铋 240 毫克)。

服药方法和疗程:

各方案均为 1 日 2 次,疗程 7 天或 10 天,对于耐药严重的病人,可考虑延长疗程至 14 天,以增加幽门螺旋杆菌根除率,但不要超过 14 天。

怎样合理选用幽门螺旋杆菌根除方案

① 初治方案(一线方案)的选择:一般从以下几个方面考虑:a. 原发病,如活动期溃疡病人宜选含质子泵抑制剂的方案;b. 用药史,一是避免选用有过敏史的药物,二是曾因其他疾病用过硝基咪唑类(如甲硝唑等)及大环内酯类(如克拉霉素等)抗生素的病人,其幽门螺旋杆菌可能已对这两类抗生素产生耐药性,因此不宜再选用这两类抗生素;c. 经济因素,含 H_2 受体拮抗剂、呋喃唑酮、甲硝唑、四环素的方案费用较低,可供经济情况欠佳的病人选用;d. 地区因素,

如在我国甲硝唑耐药率高,随着克拉霉素应用的增加,幽门螺旋杆菌的耐药率也逐渐增加,选用方案时也应考虑;e.要尽量选用幽门螺旋杆菌根除率高、不易产生幽门螺旋杆菌耐药性的方案,这样不仅能减少耐药菌株的产生,而且可显著降低再燃率。

② 再次治疗方案(二线方案)的选择:初次治疗后有10%～20%的病人幽门螺旋杆菌根除失败,被"根除"的病人中均约8%的病人再燃(recrudescence),这些病人残留的常为耐药幽门螺旋杆菌菌株,根除十分困难,再治疗应选用二线方案。最理想的二线方案方法是:胃黏膜活检做培养和药敏,根据药敏结果选用前述抗幽门螺旋杆菌药物中敏感品种构成的方案。但幽门螺旋杆菌培养阳性率低、费用高、时间长,难以在临床常规开展,因此在临床上常将前面所列的二线方案作为再治疗的经验性方案。在二线方案中常含有铋剂、阿莫西林、四环素、呋喃唑酮等基本无幽门螺旋杆菌耐药性的药物。利福布丁(Rifabutin)具有高度的抗幽门螺旋杆菌活性,尚未广泛应用,耐药菌株极少,也可用于二线治疗。部分二线方案含有甲硝唑或克拉霉素,研究证明同时应用的铋剂、RBC、质子泵抑制剂,可部分克服这两种抗生素的耐药性。最近又应用喹诺酮类抗生素,如左氧氟沙星(可乐必妥)0.5毫克,每日1次,或0.2毫克,每日2次;莫西沙星(拜复乐)0.4毫克,每日1次,来替代另一种抗生素组成的治疗方案,也取得一定疗效。

为何溃疡愈合的幽门螺旋杆菌阳性病人也要根除幽门螺旋杆菌

众所周知,幽门螺旋杆菌与消化性溃疡的发生密切相关,十二指肠溃疡病人的幽门螺旋杆菌感染率为95%~100%,胃溃疡病人也可达85%~90%。现已明确,根除幽门螺旋杆菌可促进溃疡愈合、降低溃疡复发率和并发症率。

溃疡愈合后的溃疡频繁复发曾是消化性溃疡自然史的主要特点。用H_2受体拮抗剂或质子泵抑制剂治疗后愈合的溃疡,停药后溃疡的年复发率为50%~80%,胃溃疡的复发率略低于十二指肠溃疡。从前有"一旦溃疡,终身溃疡"的说法,反映了溃疡易复发的特点。根除幽门螺旋杆菌治疗不但促进溃疡愈合,更突出的是,根除幽门螺旋杆菌可显著降低十二指肠溃疡、胃溃疡的复发率。有关根除幽门螺旋杆菌后溃疡复发率降低的报道很多,多数资料显示,根除幽门螺旋杆菌后溃疡的年复发率可降至5%以下。在有些研究报告中报道复发率稍高,这可能与幽门螺旋杆菌未得到真正根除、幽门螺旋杆菌再感染或非幽门螺旋杆菌因素(如非类固醇消炎药摄入)等因素有关。一般认为,如病人无幽门螺旋杆菌再感染,在5年或更长的时期中可继续保持溃疡不复发。

总之,在消化性溃疡愈合后,为防止溃疡复发,幽门螺旋杆菌阳性病人仍需做幽门螺旋杆菌根除。

为何早期胃癌术后的病人要做幽门螺旋杆菌根除

目前一般认为幽门螺旋杆菌可增加胃癌发生的危险性,幽门螺旋杆菌与胃癌的关系因幽门螺旋杆菌诱发胃癌动物模型的建立进一步得到支持。日本的一项临床实验首次报道,根除幽门螺旋杆菌对防止经胃镜下切除的早期胃癌再发生胃癌有效,认为对胃癌的发生可能有一定的干预作用。研究发现,132例经内镜切除的早期胃癌病人中65例接受根除幽门螺旋杆菌治疗随访 3 年,无新的肿瘤发生,而且胃炎与肠化也显著改善。然而未根除组 67 例随访 3 年后有 6 例(9%)出现了新的肠型胃癌。显示根除幽门螺旋杆菌治疗作为干预预防的手段有可能降低术后胃癌再发生的危险性。因此认为早期胃癌术后的病人,要做幽门螺旋杆菌根除。

长期服用非甾体类消炎药的病人,根除幽门螺旋杆菌有何益处

大多数研究显示,非甾体类消炎药使消化性溃疡的发病率增加 3~4 倍。国外大规模系列研究提示:非甾体类消炎药的使用与每年 0.66%~1.46%住院、0.3%胃肠道出血、0.03%穿孔和 0.22%病死率相关。研究还发现,幽门螺旋杆菌感染是非甾体类消炎药发生胃肠道并发症的危险因素之一。

长期应用非甾体类消炎药的病人根除幽门螺旋杆菌可降低胃肠道并发症的发生率。目前认为,质子泵抑制剂仍是防治非甾体类消炎药相关性溃疡的最佳药物。

根除幽门螺旋杆菌为何需联合用药

根除幽门螺旋杆菌不易,迄今为止,尚无单一抗生素能有效地根除幽门螺旋杆菌。因而发展了将抗分泌药、抗生素或起协同作用的铋剂联合应用的多种药物治疗方案。

根除幽门螺旋杆菌的治疗方案大体上可分为以质子泵抑制剂为基础的方案和以铋剂为基础的方案两大类。在质

子泵抑制剂或铋剂的基础上加上克拉霉素、阿莫西林、甲硝唑（或替硝唑）3 种抗菌药物中的两种，组成三联疗法，可用呋喃唑酮替代甲硝唑。

在幽门螺旋杆菌根除方案中质子泵抑制剂起什么作用

许多抗生素在体外具有较强的抗幽门螺旋杆菌能力，但化学性质不耐酸，在 pH 值极低的胃液中易被降解，不能充分发挥其抗幽门螺旋杆菌活性。质子泵抑制剂与抗生素协同抗幽门螺旋杆菌机制：a. 质子泵抑制剂强力抑酸后，增加某些不耐酸抗生素（如阿莫西林）的生物利用度。b. 高度抑酸后，胃内 pH 大于 5.5，可使某些抗生素（如克拉霉素、四环素等）对幽门螺旋杆菌的 MIC90 显著降低。c. 抑制幽门螺旋杆菌的尿素酶活性。d. 减少胃液分泌，增加胃液中抗生素的浓度。e. 质子泵抑制剂本身对幽门螺旋杆菌有抑制作用。f. 质子泵抑制剂可部分克服甲硝唑及克拉霉素的原发耐药性，减少这两种抗生素的继发耐药性。

替硝唑药效优于甲硝唑吗

替硝唑为新一代硝基咪唑类抗厌氧菌药物，具有体外抗厌氧菌谱广、抗菌活性强、不良反应小等特点，对革兰阳性厌氧菌和革兰阴性厌氧菌均有良好的抗菌作用。口服后吸收迅速、完全，具有半衰期长、血药高峰快、生物利用度高的优点。一般口服后 2 小时内血药浓度达峰值，然后慢慢下降，消除半衰期为 12 ~ 14 小时。临床验证及国外临床证明，与目前常用药甲硝唑比较，其临床适应证相同，疗效优于甲硝唑,不良反应明显少于甲硝唑,特别适用于经甲硝唑治疗效果不显著或因不良反应难以接受甲硝唑治疗的病人。

随着幽门螺旋杆菌对甲硝唑的耐药性增加,在女性病人尤其明显,使甲硝唑的抗幽门螺旋杆菌作用显著下降。替硝唑与甲硝唑有交叉耐药性,但有研究表明替硝唑对幽门螺旋杆菌的 MIC90 低于甲硝唑,故在根除方案中常用替硝唑代替甲硝唑。与甲硝唑相比,价格较贵,限制了临床应用。

怎样合理应用克拉霉素

虽然克拉霉素具有良好的抗幽门螺旋杆菌作用,对幽门螺旋杆菌原发耐药性低,但价格昂贵,易产生继发耐药性。在临床应用中应注意以下问题:a.了解幽门螺旋杆菌感染者的用药史,既往无论何种原因用过克拉霉素的幽门螺旋杆菌感染者,不宜再用含克拉霉素的方案做幽门螺旋杆菌根除。b.尽量选用根除率高的含克拉霉素方案,并嘱病人坚持服药,不要漏服或少服,如治疗失败,残留幽门螺旋杆菌对克拉霉素的耐药率高达 60％。c.在“补救”治疗时不能在同一疗程应用。d.对该品或大环内酯类药物过敏者、孕妇、哺乳期妇女或严重肝功能低下者禁用。某些心脏病(指心律失常、心动过缓、Q－T 间期延长、缺血性心脏病、充血性心力衰竭等)、水电解质紊乱及服用特非那丁治疗者,也禁用该品。

幽门螺旋杆菌治疗
失败有哪些原因

导致治疗失败的原因有以下两类:

① 与病人有关的因素：a. 病人的依从性：很明显，依从性差是导致治疗失败的因素。不规则服药、未按要求服完药等均可影响疗效。根除幽门螺旋杆菌治疗时必须向病人强调依从性的重要性。b. 幽门螺旋杆菌耐药性：幽门螺旋杆菌对抗菌药物产生耐药是导致抗幽门螺旋杆菌感染治疗失败的重要原因。幽门螺旋杆菌对某些抗生素易产生耐药性，包括甲硝唑、替硝唑、克拉霉素等。用质子泵抑制剂或铋剂合并2种抗生素（其中1种为甲硝唑）的三联疗法根除幽门螺旋杆菌，对甲硝唑耐药的幽门螺旋杆菌株感染中的根除率平均比敏感株者低30%；克拉霉素耐药对疗效的影响比甲硝唑大，这是因为克拉霉素抗幽门螺旋杆菌作用强，在含有克拉霉素的三联或四联疗法的抗生素中起主要作用，用质子泵抑制剂、克拉霉素、阿莫西林三联疗法方案，克拉霉素敏感者中的根除率可达到80%～95%，而耐药者仅为25%～50%。c. 感染幽门螺旋杆菌菌株的特性：一些研究人员观察到，应用同样的幽门螺旋杆菌根除方案，慢性萎缩性胃炎A（cagA）阳性菌株较慢性萎缩性胃炎A（cagA）阴性菌株容易根除。

② 与治疗有关的因素：治疗方案的药物组成、剂量、疗程是决定幽门螺旋杆菌根除率的重要因素。

何谓枸橼酸铋雷尼替丁，有何特点

枸橼酸铋雷尼替丁（RBC）。它是由雷尼替丁与枸橼酸铋化合而成的新药物，不是两者的简单混合。RBC有自己独特的理化特性，例如，它与雷尼替丁及铋剂不同，有极佳的水溶性，其药理学特性既具有雷尼替丁的抑酸性，又具有铋剂的抗幽门螺旋杆菌作用和胃黏膜保护作用，而且其抗幽门螺旋杆菌作用比铋剂强一倍。RBC 与抗生素合用根除幽门螺旋杆菌。

幽门螺旋杆菌根除治疗失败后怎么办

幽门螺旋杆菌根除治疗失败后,应根据情况进行个体化治疗。

① 了解病人以前用药的依从性,判断治疗失败的原因。

② 有条件者根据药敏试验结果选择有效抗生素。

③ 据近年来文献报道,序贯治疗对初治者有较好疗效(90％以上),但我国相关资料尚少。

④ 推荐使用其他抗生素,如喹诺酮类、呋喃唑酮、四环素等。

⑤ 多次治疗失败者,可考虑停药一段时间(2~3 个月或半年),使细菌恢复原来的活跃状态,以便提高下一次治疗的幽门螺旋杆菌根除率。

根除幽门螺旋杆菌后还需继续抗溃疡治疗吗

根除幽门螺旋杆菌治疗结束后是否需要继续抗溃疡治疗一直是消化性溃疡治疗中的一个有争论的问题。一般认为,对于普通溃疡,在根除幽门螺旋杆菌后无需继续常规抗溃疡治疗,可以处方 1 周量抗酸剂或抑酸剂,嘱病人有腹痛时服用。对于下述情况需要抑酸维持治疗:

① 幽门螺旋杆菌阴性的消化性溃疡。

② 幽门螺旋杆菌根除后溃疡复发而幽门螺旋杆菌阴

性者。

③ 胃溃疡特别是巨大溃疡合并出血者。

④ 老年性消化性溃疡。

⑤ 需长期服用非甾体类抗炎药的溃疡病病人。

⑥ 高胃酸分泌、胃克罗恩病、餐后高酸分泌、高胃泌素血症、胃排空增快者。

十二指肠溃疡病人根除幽门螺旋杆菌后，为何仍有反酸、中上腹灼热等症状

在临床上，幽门螺旋杆菌阳性的十二指肠溃疡病人幽门螺旋杆菌根除后，多数病人得到"治愈"，但也有一些病人在季节变化又出现反酸、中上腹灼热及空腹时中上腹不适等症状，酷似溃疡复发的表现。对这些病人复查幽门螺旋杆菌仍为阴性，胃镜检查溃疡并未复发，也无返流性食管炎。这是为什么呢？十二指肠溃疡的主要病因是幽门螺旋杆菌感染和胃酸分泌增加，幽门螺旋杆菌可以根除，但十二指肠溃疡病人高胃酸分泌的"特质"是不可改变的，因这类病人壁细胞（分泌胃酸）总数高出正常人 1 倍，且其壁细胞对刺激物的敏感性增强，还存在胃酸分泌的负反馈抑制缺陷和迷走张力增高等因素。所以，十二指肠溃疡病人幽门螺旋杆菌根除后，溃疡好了，不复发了，但胃酸分泌未减少，仍高于正常人，出现反酸、中上腹灼热。处理很简单，适当服用一些制酸剂或抑酸剂即可。推荐法莫替丁 20 毫克，每天 1~2 次，奥美拉唑（洛赛克）10 毫克或兰索拉唑 15 毫克，每天 1 次。

老年人患幽门螺旋杆菌感染有何特点

老年人幽门螺旋杆菌感染率在60%以上,是感染率最高的人群。幽门螺旋杆菌根除方案与非老年人基本相同。老年人生活经历漫长,常因其他感染性疾病服用硝基咪唑类(甲硝唑、替硝唑等)及新一代大环内酯类(克拉霉素、阿奇霉素、罗红霉素等)抗生素,但又不足以杀灭胃内的幽门螺旋杆菌,反而诱导幽门螺旋杆菌对这些抗生素产生耐药性(继发耐药性)。采取相同方案,老年人幽门螺旋杆菌根除率下降5%~10%。研究表明,老年人胃的泌酸量低于中青年人,但胃内酸度(pH值)与中青年人相近,因此老年人根除幽门螺旋杆菌应用质子泵抑制剂时,不应减量,适宜剂量也为奥美拉唑40毫克/日。老年人服药认真,依从性良好,但老年人如服其他药,抗幽门螺旋杆菌药物应与其他药物分开服用。老年人尤其是高龄老年人肝肾功能处于边缘状态,代偿能力差,对药物的耐药性差,不良反应发生率高于中青年人,且不良反应较中青年人重,应慎重使用四环素、利福布丁、铋剂等对肝肾功能有一定损害的药物。用药前应了解病人的肝肾功能,必须应用时要监测肝肾功能。有文献报道,低剂量呋喃唑酮(200毫克/日)对老年人是安全的。总之,老年人根除幽门螺旋杆菌一是要严格掌握适应证,二是要尽量选用无幽门螺旋杆菌耐药性的、不良反应少的低剂量短程方案。

患了胃癌有哪些治疗方法

胃癌的治疗方法种类繁多,目前常用有以下几种。

① 手术治疗：是胃癌唯一有效的治疗方法，也是姑息性治疗的主要手段。手术治疗包括内镜下手术、腹腔镜手术及剖腹手术。在癌症第一期可以进行内镜和腹腔镜手术。治愈率高达90%以上。内镜手术主要对肿瘤在2厘米以内时进行，最近超过2厘米时也采用。胃癌腹腔镜手术始于1994年。2010年，国内共有1 000多名病人接受了腹腔镜手术。腹腔镜手术是指在腹部钻4、5个孔进行手术。临床上只允许在第一期病人中采用。通常所指的手术是胃癌剖腹手术，主要方法包括远端胃大部切除术（切除胃窦部、幽门与部分胃体部，有时一部分的十二指肠也被切除）、近端胃大部切除术（切除胃底部、贲门与其附近的组织，食管下端有需要时也会被切除。因胃部淋巴的流向，与胃里有多处发生原发性癌变的可能，外科医生很少做这种切除方式，大多直接做全胃切除）、全胃切除及全胃合并脾、胰体尾切除术、胃癌合并受累脏器联合切除术以及姑息性手术。

② 放射治疗：放射治疗对不适合做切除术的病人帮助不大，其原因是不能进行解剖定位。放射治疗可以缓解贲门癌梗阻症状和减轻不能切除病变的慢性出血。

③ 化学治疗：收治的大部分是进展期胃癌，单纯手术的疗效甚差，作为综合治疗重要组成部分的化疗，是当今治疗胃癌的重要手段之一。目前对胃癌比较有效的药物有氟尿嘧啶（5－FU）、替加氟（呋喃氟尿嘧啶，喃氟啶）、尿嘧啶替加氟（优福定）、丝裂霉素、多柔比星（阿霉素）、卡莫司汀（卡氮芥）、洛莫司汀（环己亚硝脲）、司莫司汀（甲环亚硝脲）、阿糖胞苷、顺铂、草酸铂、氟环胞苷羟基脲等。化疗方法主要有单剂化疗和联合化疗，一般认为联合化疗的效果优于单剂化疗。术前化疗可提高手术治疗的疗效。术中化疗是防止医源性播散的重要措施之一。术中化疗常用药物

为丝裂霉素(MMC)和氟尿嘧啶。术后辅助化疗是胃癌最常用的综合治疗方法。术后化疗大多采用联合化疗,其方案的种类繁多,一般均以氟尿嘧啶及丝裂霉素为基药。术后辅助化疗的疗效优于单纯手术。

④ 免疫治疗:免疫治疗的适应证包括:a. 早期胃癌根治术后者:适合全身应用免疫刺激剂;b. 不能切除的或姑息切除者:可在残留癌内直接注射免疫刺激剂;c. 晚期病人伴有腹腔积液者:适于腹腔内注射免疫增强药物。

⑤ 中医中药治疗:具有扶正祛邪功能,起到抗肿瘤作用,适用范围较广。

患了胃癌都需进行手术治疗吗

并不是所有胃癌病人都能耐受手术。如上所述,胃癌的治疗方法有多种,使用哪种治疗方式,需考虑许多因素后方能决定,包括肿瘤病灶的位置、病人的年龄、一般健康状态、是否有其他疾病、肿瘤蔓延的范围、肿瘤是第几期、病人本身的意愿,甚至病人家属的意见也需考虑在内。综合考虑后提供给病人"可能的最佳选择"。但尽管如此,胃癌的基本治疗方法以外科手术为主,将肿瘤及其周围组织及淋巴腺切除,它是目前达到完全根治的唯一方法,有手术条件的病人应该接受手术治疗。如1~3期的胃癌病人,若无其他重大问题都应接受外科手术,倘能切除干净,即所谓治愈性的手术,无论期别,存活率均较不切除者高,尤其是早期胃癌,5年存活率可达90%以上。若无法完全将肿瘤切除,治疗目标希望解决因癌细胞存在引起的种种问题、症状与并发症,若无法做根治性手术,完全将肿瘤切除,治疗目标希望解决肿瘤引起的种种症状与并发症,如出血、消化道梗阻等。此时医疗的目的在于使肿瘤变小,减缓肿瘤生长发育,预防其蔓延,治疗并发症,借以延长寿命、提高生活质量。这类手术治疗方式称为姑息性手术,意指它能减轻或预防不适症状的发生,但不要期待能根治癌症。

所谓治愈性切除是指:a. 没有远处转移;b. 手术切除后残留的胃部边缘找不到癌细胞;c. 若邻近的组织被癌细胞侵犯,能完全切除;d. 附近的淋巴都能被清除干净。

哪些病人可进行内镜手术

内镜手术是指在内镜操作时直接将胃内肿瘤切除。

传统外科手术是治疗早期胃癌的主要手段,扩大淋巴结清扫范围的目的是控制淋巴结转移和提高术后生存率。随着内镜诊断水平的不断提高和内镜下黏膜切除术(EMR)技术的日趋成熟,改变了以往早期胃癌以外科手术为主和扩大手术范围的做法。内镜下黏膜切除术具有侵袭小、安全、术后并发症少和生活质量好等优点,在日本已成为治疗早期胃癌的首选方法。

内镜下切除胃癌除黏膜切除术外,还有黏膜剥离术(ESD)。根据国际相关标准,这两种胃镜下治疗手段,必须符合两大条件:一是在黏膜切除术中,无溃疡的早期胃癌病灶直径应在 2 厘米以下,有溃疡的早期胃癌病灶直径小于 1 厘米;在黏膜剥离术中,早期胃癌病灶直径可在 6~10 厘米;二是原发病灶的癌细胞分化程度好、恶性程度低,且浸润深度不超过黏膜下层。以上条件还必须以不存在淋巴转移为前提。

从理论上讲,早期胃癌经胃镜下治疗的效果应该与腹腔镜或者传统手术治疗的效果相同,即可以达到根治,而且复发率也应该很低。但在临床上,早期胃癌经胃镜下治疗后有8%~10%的复发率,原因尚在研究中。

胃癌的介入治疗有哪些要求

目前,以手术为主的综合治疗仍然是胃癌的主要治疗方法。由于我国胃癌病人多数就诊时已属进展期,手术切除率低,尤其获得根治性切除的比例更少,剖腹探查后往往不是肿瘤侵及邻近器官,就是发生广泛浸润转移失去手术切除机会,或仅能行姑息性切除手术,治疗效果差。国内资料显示,进展期胃癌的5年生存率仅15%左右,国外也仅有5%~40%。近20年来,随着介入放射学的发展,对进展期胃癌的术前、术后、复发和姑息治疗取得了很好疗效。

① 介入治疗的适应证:a. 进展期胃癌手术切除前的介入治疗包括可根治胃癌和不可根治胃癌,前者为术前的局部化疗和(或)栓塞,既可减少术中出血,又可减少和预防术后局部复发和转移;后者在介入治疗后病灶缩小,利于行Ⅱ期外科切除。b. 进展期胃癌手术切除后的介入治疗,包括术后预防、减少局部复发与远处转移的治疗、术后残胃复发癌或发生转移的治疗。c. 不可根治胃癌的介入治疗,包括胃癌虽经影像学综合检查能够手术切除,但有手术禁忌证或拒绝手术者,和晚期胃癌即胃癌检出时已发生其他部位转移而不能手术的姑息治疗。

② 介入治疗的禁忌证:a. 碘过敏者;b. 恶病质或有心、肺、肝及肾功能严重障碍者;c. 有高热、感染及白细胞计数低于3×10^9/升者;d. 发生严重腹腔及全身多脏器转移者;e. 严重出血倾向者;f. 巨大癌性溃疡。

③ 治疗方法：目前介入治疗进展期胃癌的方法主要有经导管动脉药物灌注术（TAI）、经导管动脉栓塞术（TAE）和经皮经动脉药盒植入术（PSC）。术中根据肿瘤中造影剂沉积多少，判断肿瘤血供情况。血管丰富的进展期胃癌、残胃复发癌或转移癌，可选用经导管动脉药物灌注术和（或）经导管动脉栓塞术治疗。血供不丰富的进展期胃癌、残胃复发癌或转移癌，如印戒细胞癌、未分化细胞癌和病理分型为 Bormann 4 型胃癌，应选择经皮经动脉药盒植入术治疗。胃癌术后预防性化疗应选择经导管动脉药物灌注术或经皮经动脉药盒植入术治疗。

④ 化疗方案选择：选择化疗方案时，应注意交替应用，既可克服肿瘤耐药性又达到更为有效的效果。此外，术后化疗方案的选择应参考该病理结果，如病理提示术前介入治疗有效可沿用原方案，如病理提示无效或变化不大应更换方案。目前较为常用方案为 5 – FU（氟尿嘧啶）+ DDP（顺铂）+ MMC（丝裂霉素）。

胃癌病人为何需做全身化疗

所谓全身化学治疗即是选择适当的抗癌药，经静脉点滴或者经口给予，吸收后分布至全身，达到杀死或控制癌细胞生长的目的。迄今医学研究结果显示，化学药物治疗对抗胃癌效果并不理想，一般用来做辅佐疗法。如有一些接受手术的病人，用化学抗癌药物预防癌细胞再发，提高手术后存活率。但在一些胃癌病人，化学疗法仍可能作为胃癌的主要治疗方式，如已转移、无法完全将肿瘤切除的病人，或是第四期的病人，可用化疗来延长存活时间。

目前，胃癌化疗以联合用药为主。既往研究指出，如果使用单一药物,无论选择哪一种,其疗效只有20％左右。但是即便是多种药物联合治疗,仍然无法达到令人很满意的疗效。对胃癌的化学疗法,抗癌药的组合一直没有标准处方,每个医疗组织或医院有他们认为比较有效的组合,这些方法的疗效差异也并不大。

病人进行化疗会有哪些不良反应

化学药物杀死癌细胞的同时也损害到正常细胞。化疗时,一定会有一些不良反应的产生,所以必须小心注意,尽量减少或避免。化疗的不良反应决定于抗癌药物本身的药理作用,给药的剂量、方式,时间长短。大致说以消化道的症状最为常见,包括消化不良、呕吐、恶心、失去食欲、口腔溃疡、脱发、乏力、贫血、白细胞下降、细菌感染、败血症、内分泌失调等。这些不良反应目前已有许多药物可来预防和治疗。

放射治疗对胃癌有何疗效

放射治疗作为胃癌术前或术中的辅助治疗,有一定价值。最近直线加速器应用于临床作为胃癌的辅助治疗,提高了癌肿切除率。若与化疗配合应用可逐渐减轻病人的症状,延长病人的生存时间。放射治疗已逐渐应用于胃癌术前、术中、术后,收到了积极的效果。

目前认为未分化癌、低分化癌、管状腺癌、乳头状腺癌均对放射治疗有一定的敏感性。特别是对肿瘤病灶小而浅表、没有溃疡形成者,疗效最好,可使肿瘤全部消失。对有溃疡形成的肿瘤也可放射治疗,但仅能使肿瘤缩小,不能使肿瘤全部消失。黏液腺癌、印戒细胞癌对放射治疗无效,禁忌做放射治疗。

治疗胃癌有哪些免疫治疗方法

人体内存在抵抗肿瘤生长的免疫反应,包括细胞免疫和体液免疫两个方面,其中以细胞免疫尤其重要。机体的免疫力是人体的"正气"之一,正强邪弱,肿瘤受到抑制,反之得到发展。肿瘤免疫治疗的方法很多,概括起来,可分为特异性免疫治疗和非特异性免疫治疗两类。

① 特异性免疫治疗:这种方法所调动起来的免疫力比较专一,给胃癌病人增强免疫力的就是抗胃癌的免疫力。瘤苗注射是这类疗法中的代表,其做法是先取得瘤细胞(如来自手术切下来的胃癌瘤块),将它用射线和化学药品处理制成匀浆,叫作瘤苗(即抗原)。然后再和辅佐剂一起,给病人做免疫注射。这样,机体因抗原的反复刺激提高了对该抗原的免疫排斥力。抗原与所得的肿瘤一致,提高了针对胃癌的免疫力。还有一种是胃癌单克隆抗体,这种抗体对胃癌细胞有亲和力,将抗癌药物与它相结合后注射到人体,医学上称为"生物导弹",可以直接作用于胃癌病灶部位,提高机体抗胃癌的能力,能有效地杀灭癌细胞。

② 非特异性免疫治疗:这种方法所调动起来的免疫力作用比较广泛,对各种肿瘤都有效。这种免疫力在医学上叫作非特异性免疫力,也就是俗语说的"一般抵抗力"。用以提高这种免疫力的刺激原很多,可以是细菌(结核杆菌、短小棒状杆菌),可以是病毒如小儿麻痹疫苗、麻疹疫苗等,也可以是植物多糖体如香菇多糖、酵母多糖等,或干扰素诱

导剂如多聚核苷酸等。过去，人们偏重特异性免疫治疗。近年来，非特异性免疫治疗的发展十分迅速，受到更大的重视，手段也越来越丰富。祖国医学中的扶正药物，不少都含有能提高免疫力的植物多糖体，从香菇、银耳、茯苓、猪苓、云苓等提取出来的多糖都有提高免疫细胞杀伤肿瘤的作用。

免疫治疗由于是一种扶正措施，没有什么不良反应，又常能改善一般状况，容易让病人接受。但是，对于免疫治疗也应有一个科学认识。

病人应怎样选择胃癌治疗方式

目前对胃癌较好的治疗方式是，依胃癌的期别选择治疗方式。但这些方法只供参考，不是唯一的选择，每个病患有其差异，所用的方法也不尽相同。

第 0 期：第 0 期癌细胞局限在胃黏膜层，只要外科切除即可，不需要任何化学治疗或放射疗法。

第一期：外科切除胃部病灶以及附近的淋巴结与网膜，也不需要再做其他治疗，定期随访即可。

第二期：外科切除胃的部分，尽量清除周边所有的淋巴结。若病理检查发现癌细胞已侵入胃壁外层，可考虑接受一些辅佐性的化学疗法。

第三期：除非病人有其他的健康问题，这个阶段还是以外科治疗为主，因为仍有 15% 的人仍然可以完全治愈。手术后依据病理上淋巴结转移的程度与范围，给予辅佐性化学疗法和放射疗法。

第四期：这个阶段胃癌已延及远处的器官，治愈已不可能。治疗的目的在于尽量减轻症状,减少癌症的并发症,通常给予支持治疗,有时甚至是以安宁看护为目标,让病人能较少痛苦,有尊严地走完最后一程,手术仅是为解决一些并发症,如胃肠的阻塞或出血等。家属也需了解医学绝对不是万能,必须接受无法治愈的事实。

残胃癌还能治吗

一旦确诊即应手术探查,尽可能争取作根治术。尽管残胃癌本身并不比常见胃癌更具侵犯性,但统计资料表明,残胃癌被发现时,大多为晚期或常见于年龄偏大的病人,同时多伴有小肠、肝脏、食管、后腹膜受侵犯;并且由于第一次手术的吻合方式多样,术后粘连广泛而严重,易导致损伤。这些给残胃癌的根治带来很大的困难,远期生存率也不尽如人意。凡是接受过胃部手术的病人,术后5年应争取每两年做一次胃镜复查,术后15年每年做一次胃镜复查。如有吞咽不利、持续腹痛、消瘦及食欲不振者,需及时看专科门诊,不要拒绝取活检。残胃癌常因早期诊断困难而致预后不佳。残胃癌行次全胃切除术或全胃切除术后5年生存率,和未曾做过胃切除术的胃癌相仿。

胃癌疼痛可采用哪些止痛方案

对胃癌的止痛,目前盛行"三阶梯止痛疗法"。轻度疼痛者,主要选用非甾体消炎药,如阿司匹林、对乙酰氨基酚(扑热息痛)、布洛芬、萘普生、吲哚美辛(消炎痛)、美洛昔康（莫比可）和塞来考昔（西乐葆）等，应用时注意该类药的不良反应；对中度疼痛者，选用弱阿片类药物，如可卡因、曲马多、哌替啶等，与非甾体抗炎药合用，可加强镇痛效果；对重度疼痛者选用强阿片类药，如吗啡等，此类药有成瘾性，属于控制使用药物，与非甾体抗炎药联用可增强镇痛作用。

三阶梯止痛药的应用原则是口服给药，便于病人长期应用；按阶梯给药，给药量逐步增加；按时给药，不是在疼痛时给药，一般每3~6小时一次；用药个体化，针对具体病人制订具体给药剂量和时间间隔。

怎样治疗胃恶性淋巴瘤

治疗以手术切除为主，切除范围与胃癌相同。肿瘤的边界难于辨认，其浸润范围也常超出病变的大体界限，需要将切除标本的远、近端做冷冻切片检查。如活检有肿瘤浸润，还需做更广泛的切除。

从淋巴组织发生的恶性肿瘤对放射敏感，如病变广泛已不宜手术切除时，可试用放射治疗。术后加用放射和氮芥类抗癌药物等辅助治疗，有一定的作用。

胃恶性淋巴瘤的预后一般较胃癌为佳，切除后的5年生存率可达50%左右。活检证实为恶性淋巴瘤者，应力争切除。

怎样预防和治疗
胃黏膜相关淋巴瘤

预防低度恶性胃黏膜相关淋巴瘤，关键在于治疗幽门螺旋杆菌和胃黏膜相关淋巴瘤阳性的慢性活动性胃炎。以往对胃淋巴瘤的治疗方法有手术、放疗和化疗等。近年来临床研究表明,根除幽门螺旋杆菌治疗能使70%的胃黏膜相关淋巴瘤消退,而对大的、深部浸润的肿瘤和转变成高度恶性的肿瘤效果不明显,一般对幽门螺旋杆菌阳性的病人往往有效,尤其是表浅和胃远端病变。治疗后病人临床和组织学的病变证据消失。幽门螺旋杆菌治疗的效果通过胃镜检查随访。

根除幽门螺旋杆菌是低度恶性胃黏膜相关淋巴瘤病人的重要治疗选择,或作为治疗胃黏膜相关淋巴瘤的重要组成部分。经腹腔镜行胃局部楔形切除可作为低度恶性胃黏膜相关淋巴瘤的积极治疗方法,或作为抗幽门螺旋杆菌治疗后局部复发的治疗。放疗也是早期胃黏膜相关淋巴瘤合适的局部治疗方法,也可用于抗幽门螺旋杆菌治疗无效或不适合者。

增加内镜活检深度,加强免疫组化检查,有助于提高早期病变判断的准确率。CT和内镜超声检查可帮助疾病临床分期,CT对胃周淋巴结肿大的检查不太敏感,内镜超声对远离胃的肿大淋巴结检查不及CT,两者可结合使用,以提高该病的诊断率。根治性手术对胃淋巴瘤的治疗效果是公认的,但毕竟创伤较大并可能出现手术并发症,需要进一步的临床研究来证实手术治疗和非手术治疗哪个更有价值。

患有胃息肉应怎样治疗

患了胃息肉,是否必须立即治疗?对于是良性且息肉小者,可进行动态观察,病人可在3~6个月后重新做胃镜检查,对胃息肉重新进行评估。如果息肉大,且有异型增生或伴有出血等并发症,应及时采取切除治疗。腺瘤性息肉不论大小都应积极采取内镜下切除或者外科手术治疗。

对大多数有蒂的息肉,最简单和最佳的处理方法是内镜下摘除。不能做内镜摘除的腺瘤,应切开胃做腺瘤切除,并从邻近处多取黏膜活检以观察有无异型增生或明显的癌变存在。内镜治疗胃息肉的方法有高频电凝切除法、微波灼除法、激光法、尼龙丝及橡皮圈结扎法及氩离子凝固术等。手术治疗胃息肉适应证为:a. 大于 2 厘米的无蒂或广基型息肉。b. 息肉进行性增大者。c. 病理检查为腺瘤性息肉伴异型增生、可疑癌变和癌变者。这些适应证也不是一成不变的。随着内镜技术的发展,对于大于 2 厘米、疑有恶变的息肉,在内镜下也能成功摘除。对于感染幽门螺旋杆菌者,应抗幽门螺旋杆菌治疗。

对于无症状的老年病人或者有夹杂症不能耐受手术者,应定期随访。

如不伴发胃癌,息肉摘除或切除后,一般预后良好。息肉摘除后的病例,仍应每年做胃镜检查随访。

患了胃平滑肌瘤应怎样治疗

治疗方法包括内镜治疗和手术治疗。

对单发的、有蒂的瘤体直径小于 2 厘米者可经内镜电切除;对多发的、无蒂的直径大于 2 厘米或有出血、梗阻等症状或内镜活检、细胞学检查疑有恶变者,应予以腹腔镜下或剖腹手术切除。

手术方式可视病变的具体情况而定。对直径小于 5 厘米的胃体、胃窦及胃底平滑肌瘤,若肿瘤界限清楚,瘤体无坏死瘤体部位胃黏膜无溃疡,腹腔又无转移灶,可行肿瘤局部切除,切缘距肿瘤 1 厘米。位于幽门或贲门部位的平滑肌瘤,肿瘤直径小于 3 厘米时可行保守的局部切除或连同部分胃壁做楔行切除。

对于体积较大的平滑肌瘤(直径大于等于 5 厘米),必须按胃恶性肿瘤处理(除非病检等方法能肯定它的真正性质),幽门、贲门部位的肿瘤直径大于 3 厘米,进行远端或近端胃大部切除手术,切缘距肿瘤 2~3 厘米。

怎样治疗胃平滑肌肉瘤

胃平滑肌肉瘤对放射和化疗均不敏感,治疗以手术切除为主,其切除范围与胃癌手术相同。切除后的 5 年生存率为 35%~50%。

治疗功能性消化不良 有哪些药物

功能性消化不良的治疗主要是对症治疗,用药要个体化,按照功能性消化不良的不同临床类型进行个体化治疗。

1. 运动障碍型:胃肠运动障碍是这一类型功能性消化不良的主要病因,应用促动力药物以刺激和加快胃排空,是治疗运动障碍型功能性消化不良的重要措施。目前常用的促动力药物主要有下列几种:

① 多潘立酮(吗丁啉):直接作用于胃肠道多巴胺受体,其作用主要是促进胃排空,增加胃窦、幽门和十二指肠的协调运动,约 50% 的胃排空迟缓症状能达到缓解。用法:10 毫克,3~4 次/日,进餐前 30 分钟服。无明显不良反应,少数病人可以出现乳腺肿胀、口干等,停药后可自行

消失。

② 莫沙必利:为选择性 5 – 羟色胺($5 – HT_4$)受体激动剂,通过兴奋胃肠道胆碱能中间神经元及肌间神经丛的 5 – 羟色胺受体,促进乙酰胆碱的释放,从而增强胃肠道运动,改善功能性消化不良病人的胃肠道症状,不影响胃酸的分泌。莫沙必利与大脑突触膜上的多巴胺受体无亲和力,因而没有这些受体阻滞所引起的锥体外系的不良反应。用法:5 毫克,3~4 次/日,进餐前 30 分钟服用。

③ 红霉素和红霉素类似物:对胃、十二指肠有强烈的促动力作用,表现为餐后胃窦收缩幅度明显增加,胃、十二指肠协调运动增加,口服红霉素可以促进胃排空,有效控制病人的症状。用量一般从小剂量开始,红霉素有胃肠道不良反应,如恶心、呕吐,与剂量无关。

2. 返流样型:返流型的主要症状是烧心、胸骨后不适、反酸及食物返流。治疗药物有:

① 抑酸剂:H_2 受体拮抗剂和质子泵抑制剂是治疗返流型功能性消化不良的主要药物。研究资料显示,功能性消化不良对 H_2 受体拮抗剂的有效率为 35%~80%。常用的 H_2 受体拮抗剂主要有西咪替丁,400 毫克,每日 2 次;雷尼替丁,150 毫克,每日 2 次;法莫替丁,20 毫克,每日 2 次。常用的质子泵抑制剂有奥美拉唑钠(洛赛克),20 毫克,每日 1 次;兰索拉唑,30 毫克,每日 1 次;艾司奥美拉唑(埃索美拉唑)20 毫克,每日 1 次。长期服用强力抑酸剂可能会影响胃排空及胆囊功能,应注意。

② 黏膜保护剂:通过保护胃黏膜屏障功能而缓解功能性消化不良的症状。常用的药物有硫糖铝、枸橼酸铋钾(次枸橼酸铋,德诺)等。

③ 胃动力药物:常用的药物为多潘立酮(吗丁啉)和莫

沙必利,但单独使用效果不佳,应与抑酸药物和黏膜保护剂合用,效果更好。

3. 溃疡型:主要症状是上腹疼痛,多为饥饿痛、夜间痛,周期发作,摄入食物和抗酸治疗有效。溃疡型功能性消化不良的药物治疗主要有下列几种:

① 抑酸剂:无论是 H_2 受体拮抗剂还是质子泵抑制剂,对溃疡型功能性消化不良的病人均有效,且为主要治疗药物。药物种类与服用方法与返流样功能性消化不良相同,症状缓解后抑酸剂通常不需维持治疗。

② 黏膜保护剂:硫糖铝、前列腺素 E 等黏膜保护剂对溃疡型病人也有一定的治疗效果,但缓解症状的能力远不及抑酸剂,可作为辅助用药。

③ 碱性止酸剂:碱性药物如氢氧化铝、碳酸镁等能在一定程度上缓解疼痛症状,但维持时间较短,不良反应多,不适合长期服用。

患了功能性烧心症状怎么办

烧心是一种常见的临床症状,可以是功能性的,也可以是器质性的。在诊断功能性烧心时,一定要排除胃食管返流病、贲门失迟缓症等器质性疾病。对该病的治疗首先改变日常生活方式,调整饮食,避免烟酒、浓茶、咖啡,以高蛋白、高纤维素、低脂肪饮食为主。必要时可选用止酸药铝碳酸镁、抑酸药法莫替丁或奥美拉唑,促胃肠动力药有多潘立酮(吗丁啉)、莫沙必利等,其中以奥美拉唑等质子泵抑制剂疗效较好。病人如有焦虑或抑郁症状时,可应用抗焦虑或抗抑郁药治疗,也可取得较好疗效。

治疗功能性消化不良
有哪些药物

　　随着对功能性消化不良发病机制的深入认识,精神－心理因素在功能性消化不良发病机制中越显重要,抗焦虑抗抑郁治疗日渐成为功能性消化不良的一个重要治疗途径。

　　目前常用的药物有5－羟色胺再摄取抑制剂(SSRI)帕罗西汀(赛乐特)或氟西汀(百忧解)20毫克,每日1次,服药后2周起见效,应连续服药3~6个月,然后逐渐减量,直至停药。

　　黛安神是三环类抗焦虑抑郁的复合制剂,每片含氟哌噻吨0.5毫克、美利曲辛10毫克。这两种成分合用具有协同治疗作用,并有不良反应相拮抗的效果,可治疗各种焦虑、抑郁状态。国内多项临床研究显示,常规应用多潘立酮治疗的基础上,辅助应用抗焦虑抑郁药黛安神,配合心理疏导,能明显改善功能性消化不良病人上腹痛、嗳气、上腹胀、早饱、恶心等上消化道躯体症状,疗效显著高于对照组。服法:每日1~2片。

功能性消化不良需要
抗幽门螺旋杆菌治疗吗

　　功能性消化不良的病因不清楚,可能是多种因素综合作用的结果。幽门螺旋杆菌感染参与功能性消化不良发病的主要机制可能是胃泌素释放和胃酸分泌,影响胃排空功能,并使胃局部神经功能和形态学发生改变,从而引起上腹疼痛、不适。

对感染幽门螺旋杆菌的功能性消化不良病人是否要抗幽门螺旋杆菌治疗尚有争议。有学者对 100 例功能性消化不良病人抗幽门螺旋杆菌治疗后,幽门螺旋杆菌根除 82.7％,只有 11.7％的病人消化不良症状得以改善,在疼痛或其他症状生活质量无改善。但是也有作者对 158 例病人随机予幽门螺旋杆菌根除及安慰剂治疗,1 年后复查^{13}C或^{14}C呼气试验并评估症状,消化不良症状在治疗组和安慰组中差异有显著性。

目前建议,在幽门螺旋杆菌高感染的消化不良人群中,优先考虑用非侵入性幽门螺旋杆菌试验,并进行抗幽门螺旋杆菌治疗。

何谓梅核气治疗

梅核气的治疗主要是针对病因进行治疗,这样才能取得满意疗效。对于器质性原因,如茎突过长、舌扁桃体肥大、环咽肌失弛缓症等经治疗后,咽异感症绝大多数可以消失。病因不明者,采取对症治疗,如戒除烟酒、服用镇静剂。对于认真检查后确无器质性病变,治疗以情绪调控为主。疏导疗法、情绪转移法、暗示疗法均能收到良好效果。在病人焦虑反应较严重时,可给予抗焦虑药物。

中医中药治疗梅核气有其独特有效的方法。从中医角度,梅核气的发病原因是所愿不遂,肝气郁结,与痰涎交融凝聚于咽喉而使咽喉中如有物阻,吐之不出,吞之不下。一般使用半夏厚朴汤治疗、柴胡疏肝散、逍遥散、半夏泻心汤加减,综合治疗,有一定效果。

发生了功能性吞咽困难怎么办

吞咽困难是食管疾病的常见症状。在诊断功能性吞咽困难时,一定要先排除食管肿瘤、胃食管返流病、贲门失迟缓症、食管憩室等器质性疾病,同时也需排除可引起吞咽困难的其他疾病,如咽喉部肿瘤、神经肌肉性病变等。功能性吞咽困难常与心理障碍有关,故对该病的治疗,给病人心理安慰,避免一些刺激因子,必要时予抗焦虑、抗抑郁药物也很重要。给予抗返流治疗,如促胃动力药和抑酸药也是需要的。

怎样治疗吞气症

吞气症是指反复吞咽空气并嗳气,临床症状为可听到吞咽空气、厌食、上腹饱胀、放屁较多、反复嗳气等,在夜间可自行缓解。对其治疗主要为其解释症状发生的原因,增加病人治疗的信心。嘱病人调节饮食,饮食时应小口小口地缓慢进食,尽量避免吞气动作,避免饮含气饮料,重症病人服用镇静剂可能奏效。

怎样治疗功能性呕吐

慢性不明原因的呕吐,精神因素常是最可能的原因,故也有称精神性呕吐。对其治疗首先关注病人的营养状况,如有营养不良,应给予营养支持,纠正代谢紊乱。药物治疗,可应用止吐剂如抗胆碱药阿托品,促胃动力药多潘立酮

（吗丁啉）也有帮助。该症与精神心理异常有关，故给予细致解释，消除病人忧虑，常可起到一定的疗效。必要时可给抗精神病药或纠正心理障碍的药。

何谓胃肠起搏

胃肠起搏是近年来胃肠生理、病理生理及临床医学的一个新兴课题，其基本原理是存在于胃肠道各部的起搏点可被外加的不同频率的电信号所驱动。胃肠起搏可以分为正向起搏和逆向起搏：逆向起搏是将电子起搏器在幽门处植入，脉冲刺激起搏胃窦，逆向起搏能翻转离口方向的正常收缩运动，从而延迟液体及固体食物的排空；正向起搏可取消异位起搏点，使向口端的蠕动波减少，从而维持正常的胃肠蠕动方向，使各点活动协调一致。

近年来，胃肠起搏器在治疗功能性消化不良中取得了较好的治疗效果，体表胃肠起搏器已在国内提出并应用于临床。已有报道证明，功能性胃肠病经胃肠起搏治疗后症状改善，有效率达 96.4％。胃肠起搏治疗 1 个疗程（10天）后，餐前餐后的平均频率趋向正常，具有双向调节作用，适用于动力低下、动力亢进和返流型功能性消化不良。

经医生治疗后病人
应怎样
进行康复

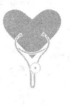

姓名 Name _____ 性别 Sex _____ 年龄 Age _____

住址 Address _____

电话 Tel _____

住院号 Hospitalization Number _____

X 线号 X-ray Number _____

CT 或 MRI 号 CT or MRI Number _____

药物过敏史 History of Drug Allergy _____

胃食管返流病病人 在饮食上应注意些什么

有些食物及饮食习惯可加剧胃食管返流。患有胃食管返流病病人,在饮食上需作调整,注意以下几点:a. 饮食成分:减少每餐食量和脂肪摄入量,避免吃巧克力和祛风剂,如留兰香和薄荷。这些食物都能降低食管下括约肌静息压,并致胃膨胀,从而增加了返流频率。饮食应以高蛋白、高纤维、低脂肪为主,如能做到少食多餐更好。b. 饮料。应避免饮咖啡、浓茶、可乐等饮料,这些饮料均有刺激胃酸分泌的作用。另外,番茄汁、橙汁和其他柑橘类制品,均可通过这些饮料的酸性和高渗透性而产生症状,也应少饮或尽量不饮。c. 睡前勿进食。应避免临睡前2~3小时内进食,以减少食物刺激胃酸分泌,同时防止仰卧时胃内容物返流。d. 控制体重。超重者应减轻体重,肥胖者易发生胃食管返流。实践证明,体重下降4 500~7 000克,可明显减轻症状。控制体重,除坚持体力活动,增加热量消耗外,更重要的是控制食量。

胃食管返流病病人 能吸烟、饮酒吗

吸烟和过量饮酒都能使食管下括约肌压力降低,减弱食管对酸的消除力,延长食管黏膜暴露于酸性环境的时间,还直接影响上皮细胞功能。吸烟不仅增加胃食管返流,还促使幽门括约肌功能不全和十二指肠胃返流,增加胃内胆汁和溶血卵磷脂的浓度,从而阻碍食管炎病损的愈合,故胃食管返流病病人不应吸烟饮酒。

胃食管返流病病人在睡觉、衣着、用药方面应注意些什么

胃食管返流病病人最佳体位，包括餐后保持直立位，睡觉时抬高头侧床脚或垫高上半身。抬高床脚可用砖头或木块，把头侧床脚抬高 15~20 厘米，如用摇床更方便了；也可用 61 厘米宽，75 厘米长，高 25 厘米的泡沫塑料楔形垫放在肩下。这样因重力关系可加快食管对酸的消除，减少食管黏膜暴露在酸环境的时间。

勿穿紧身衣服，裤带不宜过紧，避免用力提重物，特别在餐后不要弯腰系鞋带等动作。总之，尽量避免各种引起腹压过高状态。腹压过高时，易发生胃食管返流。

另据研究，有些药物如抗胆碱能药（阿托品、颠茄、山莨菪碱、普鲁本辛等），茶碱、地西泮（安定）、钙通道阻断剂〔氨氯地平（络活喜）、硝苯地平、非洛地平（波依定）、尼莫地平等〕、β 肾上腺能激动剂（异丙肾上腺素）、α 肾上腺能拮抗剂（酚妥拉明）、黄体酮、多巴胺、阿片类和前列腺素制剂等均可使返流发生。钙通道阻断剂、抗胆碱能药、多巴胺还能使食管收缩力减弱，均应避免应用。

慢性胃炎病人能饮酒吗

戒酒对饮酒者是预防胃炎的方法之一。

乙醇对胃黏膜有损害，长期饮酒也可以引起慢性胃炎。其主要机制是：a. 乙醇直接刺激胃黏膜；b. 乙醇能刺激壁细胞，直接促进胃酸分泌；乙醇刺激胃泌素分泌，间接增加胃酸分泌；c. 作用于幽门括约肌，引起幽门关闭不良，导致胆

汁返流,引起胃炎。

应怎样预防慢性胃炎

预防慢性胃炎最有效的方法是消除致病因素,如急性胃炎的及时治疗、胃幽门螺旋杆菌感染的根除等。平时需注意以下几方面:

① 心情舒畅,劳逸结合:调查表明,家庭失和、劳逸失调、情绪紧张等会通过大脑皮质影响自主神经系统,使胃黏膜血管收缩、胃功能紊乱、胃酸和胃蛋白酶原分泌过多,导致胃炎发生。因此,平时要保持乐观,心情开朗舒畅,注意劳逸结合,谨防神情抑郁。

② 戒烟酒:据临床观察,嗜烟成癖是引起慢性胃炎的重要诱因;酒可直接损害胃黏膜。据研究,长期每日喝烈性酒100~150毫升的人,胃窦炎的发生率高达60%。预防慢性胃炎,戒烟酒是十分必要的。

③ 忌滥用药物:不少药物久服会损伤胃黏膜,最常见的解热镇痛药,如阿司匹林、吲哚美辛(消炎痛)、保泰松等,其次糖皮质激素,如泼尼松、地塞米松等,还有抗菌药物,如红霉素等,均可导致慢性胃炎,一定要遵医嘱慎而用之。

④ 饮食调养:平时对胃有刺激的食物,如辛辣、过硬、过热、过冷、粗糙和不易消化的食物均应避免;讲究饮食方法,要细嚼慢咽,切忌狼吞虎咽;定时定量,切忌饥饱不均,暴饮暴食;忌睡前进食;忌浓茶、咖啡等饮料。一般认为鸡蛋清、牛奶、豆浆、浓米汤、烂稀饭、绿豆粥、山药粥有保护胃黏膜作用,可经常服用。一些高蛋白食物或高维生素食物,如瘦肉、禽蛋、豆或豆制品、鱼、蔬菜、水果、粗粮等可预防胃黏膜病变。

萎缩性胃炎为何要随访

萎缩性胃炎尤其是伴有肠化生或异型增生者应定期随访，萎缩性胃炎每年的癌变率为0.5%～1%。研究证实，对萎缩性胃炎胃镜取材活检，伴有"结肠型肠上皮化生"和"不典型增生"这两种胃黏膜病变者，有可能发展成胃癌。流行病学调查也发现，在胃癌高发地的人群中，萎缩性胃炎的发病率高。病理检查提示，在胃癌周围的黏膜中，萎缩性病变多见。因此，慢性萎缩性胃炎需要定期做随访，胃镜检查是随访胃黏膜变化的最有效手段。多长时间做一次胃镜检查合适呢？不伴有肠化生和异型增生的萎缩性胃炎病人，每1～2年行内镜和病理随访一次；中一重度萎缩或伴有肠化生的萎缩性胃炎，每1年随访一次；轻度异型增生者每6个月左右随访一次；重度异型增生者需立即复查胃镜和病理，必要时行手术治疗。

坚持定期复查胃镜，才能及时发现胃黏膜病变的进展，及早采取相应措施。

饮酒会引起急性胃炎吗

乙醇对人体的损伤是众所周知的，胃是酒囊饭袋，但它经不起剧烈刺激，一旦受到大量乙醇刺激时，胃黏膜很快出现充血、水肿和多发性浅表性溃疡，甚至狂饮一次就可发生。饮烈性酒，特别是空腹饮酒、饮酒前后服用消炎镇痛药或食用辛辣食物，更容易发生急性胃炎等胃黏膜病变。一旦胃黏膜受损，会立即出现剧烈腹痛，用一般止痛药无效，甚至会加重症状。

饮酒后的急性胃炎可表现为胸骨后及中上腹剧烈疼痛,常伴有频繁的恶心呕吐,严重者可发生糜烂、溃疡、出血、穿孔。

另外,饮酒后出现腹痛还需与由于乙醇诱发的其他疾病鉴别:a.乙醇性胰腺炎:多发生在长期饮酒者,饮酒后突然出现上腹部和左腰背部剧烈疼痛,乙醇性胰腺炎虽然可以发生在一次暴饮暴食后,但大部分是经10多年饮酒后发生的,甚至未出现症状之前,已经形成胰腺结石或慢性胰腺炎。乙醇性胰腺炎与其他原因引起的胰腺炎不同之处,是长期饮酒使胰腺组织慢性破坏,从而导致胰腺分泌功能障碍,胰淀粉酶上升不明显,甚至正常,CT、超声检查也有30%的病人无异常表现,因此诊断主要依赖于饮酒历史和临床症状。b.心绞痛、急性心肌梗死:病人往往有冠心病基础,乙醇使心肌耗氧量增加,产生心肌缺血,需及时诊治。

饮酒必须有度,如饮酒过程或酒后出现剧烈腹痛,应立即去医院诊治,不可乱服止痛药掩盖病情,以免造成诊断失误和贻误治疗、损害健康。

服药不当会引起急性胃炎吗

"是药三分毒"。绝大多数药物均要通过胃肠系统进行传递、消化和吸收,胃肠道首当其冲地受到某些药物的刺激及损害。临床资料表明,因用药不慎而导致胃炎、胃肠道溃疡和出血等疾病的,约占胃病总人数的1/3以上,且有逐年增加的趋势。许多药物可对胃黏膜产生不同程度的损伤。常见的药物性胃炎临床表现为上腹部不适、疼痛、灼热感、食欲下降、恶心、呕吐、反酸,严重者也可出现呕血、便血、失血性休克,甚至发生胃肠穿孔,并发腹膜炎。如治疗不及时,可危及病人的生命。

引起急性胃炎的常用药物有解热镇痛药,如阿司匹林、复方阿司匹林等;抗风湿药保泰松、布洛芬、吲哚美辛(消炎痛)等;抗菌消炎的磺胺类药物、红霉素、四环素、呋喃唑酮(痢特灵)以及心血管类的利血平、洋地黄类等,其他还有抗肿瘤化疗药、氯化钾、铁剂、碘剂等。

药物引起胃炎的机制主要有以下几方面:

① 破坏了胃黏膜上皮细胞的脂蛋白层:长期口服刺激性药物(水杨酸制剂)可引起氢离子反弥散至黏膜内,黏膜损伤,促使胃黏膜被胃蛋白酶消化,造成糜烂和出血。同时,水杨酸在胃内酸性环境下,量多时能直接破坏胃黏膜的上皮细胞的脂蛋白层,以致胃黏膜屏障被破坏,导致炎症的发生。

② 降低了胃黏膜腺体的分泌,改变了腺体分泌的成分,削弱胃黏膜屏障的保护作用,增加胃酸和胃蛋白酶的分泌,抑制胃黏膜上皮细胞的再生。如长期大量服用泼尼松(强的松),即可引起胃炎和胃肠道溃疡,甚至穿孔。

③ 抑制胃黏膜分泌前列腺素 E:前列腺素 E 有保护胃黏膜的作用。前列腺素 E 抑制或分泌减少时,可造成胃黏膜损伤,发生炎症,常常发生在服用保泰松、吲哚美辛(消炎痛)之后。

不同的药物引起的急性胃炎在临床表现上有区别。比如,阿司匹林对胃黏膜的损伤作用、剂量和胃液的酸度密切相关,一般多在用药后 1 周左右出现上腹痛、上腹不适、恶心等,相当一部分病人,以呕血或黑便为首发表现,出血量大时可发生低血压和休克症状。由肿瘤化疗药物引起的胃炎,多表现为剧烈的恶心呕吐,停药后可在短期内恢复。

药物性胃炎的发生与所用药物的剂量和服药的方法有关,发病时间也因人而异,有的在服药数小时后出现症状,有的多次服药后才出现。

为了防止药物性胃炎的发生,病人需慎用有刺激性的药物。病人在服药时应遵照医嘱,按时按量服用,切莫任意增加剂量或延长服药时间。有慢性胃炎、胃及十二指肠溃疡病等基础疾病的病人,更应避免服用对胃有刺激的药物,以防旧病复发和加重病情。如确因病情所需,也应选用刺激小的药物,且于饭后服用,以减少药物对胃黏膜的刺激。如需要长期服用以上药物,应同时服 H_2 受体拮抗剂、质子泵抑制剂等药物,以保护胃黏膜。一旦发生药物性胃炎,应及早请医生诊治,以免失去有效的治疗时机。

对于药物性急性胃炎的治疗主要原则是:及时停用相关药物,对症支持治疗。出现上腹痛、上腹不适而无消化道出血表现者,可停药并加用 H_2 受体拮抗剂或质子泵抑制剂,或加用前列腺素类似物,如米索前列醇等。伴消化道出血的病人,需按照消化道出血的诊疗流程进一步治疗。

急性胃炎应怎样预防

① 注意饮食规律,忌食粗糙和刺激性食物,忌食过硬、过辣、过咸、过热、过分粗糙和刺激性强的食物,如油炸食品、腌腊食品、辣椒、大蒜等。柑橘类果汁、番茄制品、咖啡、酒类以及所有会直接刺激食管的食物,均应少食或不食。

② 注意营养均衡,尤其应避免暴饮暴食:食物要选富有营养、易消化的细软食物为主,多吃含植物蛋白、维生素多的食物。少量多餐,饮食不宜过多过饱,以免胃窦部扩张过度而增加胃酸的分泌。

③ 放松心情:精神紧张是急性胃炎的促进因素,应避免。情绪上的不安和急躁,容易引起胃黏膜障碍和胃功能障碍。应尽可能地避免情绪上的应激反应,解除紧张的情绪。平时做到遇事不怒,事中不急,急中不愁,保持心情舒畅,对胃炎的预防极有好处。

消化性溃疡需要病人控制饮食吗

饮食疗法曾经一度是消化性溃疡的标准疗法的重要内容之一,但是目前已知并无有效食谱能促进溃疡愈合或预防复发。原则上仍强调进餐的规律性,并避免粗糙、过冷、过热和刺激性大的饮食,如香料调味、辛辣、浓茶、咖啡等,各自摸索并排除某些引起胃部不适或疼痛的食物。症状严重者可暂进流质或半流质饮食,少吃多餐,以减轻对胃部的刺激。牛奶和豆奶虽然能暂时稀释胃酸,但其所含钙质吸收后反过来刺激胃酸分泌,故不宜进饮过多。目前,大多数胃肠病专家主张,鼓励病人进正常饮食,不必饮食控制。

消化性溃疡病人一定要卧床休息吗

对急性消化性溃疡,最好予以休息。在无并发症的情况下,一般无需卧床休息。对活动性溃疡可适当的休息,包括体力上和身心上,有助于减轻疲劳和解除紧张情绪,也有助于促进症状的缓解。休息时间长短,可根据病情酌定,一般 3~7 天即可。症状控制后,可边工作边治疗。对慢性消化性溃疡非活动期者,无需过分强调休息。

消化性溃疡病人
应改变哪些生活习惯

不良的生活习惯会影响消化性溃疡的治疗,要注意以下几点。

① 忌烟:吸烟是溃疡病的攻击因子,与溃疡病之间有一定关系。资料统计,吸烟者较非吸烟者的溃疡病发病率高2倍,且会影响愈合,使其易复发和使溃疡病的并发症增加。吸烟致病的可能机制是:a. 促使胃酸和胃蛋白酶分泌增加。b. 抑制胰腺分泌碳酸氢盐。c. 影响幽门括约肌关闭功能,造成胆汁返流。d. 使胃排空延迟。e. 影响胃十二指肠黏膜前列腺素的合成,减少黏液量和黏膜血流。f. 影响对幽门螺旋杆菌感染的治疗效果。消化性溃疡病人应忌烟。

② 忌酒、少饮浓茶、浓咖啡和可口可乐等:酒、浓茶、浓咖啡和可口可乐等可刺激胃酸分泌增多,引起胃炎并加重溃疡的症状,延迟愈合。消化性溃疡病人应提倡忌酒,少饮或不饮浓茶、浓咖啡和少饮可口可乐等。

③ 解除紧张、焦虑等精神情绪:长期精神紧张、焦虑或情绪波动的人,可使胃酸分泌增加和胃运动功能增强、肠血管收缩黏膜血流减少,削弱黏膜自身防御功能从而易患溃疡。在精神处于应激状态时,更易患此病。消除这些不良精神因素有利于溃疡病的康复和降低发病率。

消化性溃疡治愈后
为何要预防复发

近20年来,由于内镜诊断技术的发展,消化性溃疡病的复发有了更可靠的诊断标准。虽然许多强有力的抗消化性溃疡药物不断问世,缩短了胃和十二指肠溃疡愈合的时间,但复发问题并没有解决。许多研究表明,十二指肠溃疡的年复发率为50%~80%,平均为70%;胃溃疡的年复发率与十二指肠溃疡大致相同。自从"幽门螺旋杆菌为消化性溃疡的主要致病因素"这一理论提出后,科学家们发现,十二指肠溃疡复发与幽门螺旋杆菌是否根除有很大关系:未根除幽门螺旋杆菌的年复发率为80%,根除后降至4%。因此,不少学者认为消化性溃疡是能够根治的。导致溃疡复发的主要因素是:a. 幽门螺旋杆菌感染。b. 使用对胃黏膜有损伤的药物,如非甾体抗炎药、激素等。c. 吸烟。d. 饮食不当。必需脂肪酸的缺乏易导致胃黏膜屏障的减弱,如长期食用精制面粉、低纤维素的人溃疡复发率高;e. 精神因素和应激。长期精神紧张、焦虑、全身患有其他严重疾病而处于应激状态的人更易使消化性溃疡复发。

消化性溃疡病人服药时
应注意些什么

　　患有消化性溃疡的病人,如非治疗所必需,对某些药物如:非甾体抗炎药、激素、利血平等药物切忌滥用。如一定要服用时,应注意以下几点:

　　① 选用毒性小且剂量也小的药物,同时注意避免联合使用易致溃疡的药物。

　　② 饭后服药,以减少对胃黏膜的直接损伤。

　　③ 可同时应用一些抑酸剂,如 H_2 受体拮抗剂、质子泵抑制剂等,保护胃黏膜。

④ 应用前列腺素 E 制剂,可防止因服用非甾体抗炎药引起的溃疡,目前应用较多的是米索前列醇。据临床应用结果报道,疗效最佳。

⑤ 目前还认为,对幽门螺旋杆菌阳性的病人,如计划长期使用或正使用非甾体类抗炎药,应根除幽门螺旋杆菌。

⑥ 应用选择性抑制环氧合酶 −2 的非甾体抗炎药,对胃的损伤较非选择性的非甾体抗炎药为轻。

怎样防止幽门螺旋杆菌
在人群中传播

① 倡导分食制,可以同吃一桌饭菜,但需用公用餐具按需分配后食用。

② 加强餐具消毒。

③ 屏弃母亲咀嚼喂养孩子等不良习惯。

④ 夫妻应同时做幽门螺旋杆菌根除。

⑤ 及时清除儿童呕吐物,加强集体生活儿童的卫生管理和宣教。

⑥ 加强粪便管理及食品卫生管理。

⑦ 胃镜及活检钳在检查病人后,必须用流水冲洗,然后用戊二醛浸泡,以彻底消除幽门螺旋杆菌,阻断幽门螺旋杆菌的医源性传播。

感染了幽门螺旋杆菌的
病人该怎么办

一些病人知道自己感染了幽门螺旋杆菌,常常很紧张,因为一些报道和科普期刊经常宣传幽门螺旋杆菌与胃癌等疾病有关。幽门螺旋杆菌在我国的感染率高达 50％~60％,但多数幽门螺旋杆菌感染者无症状,只有 10％~20％的感染者可发展为慢性胃窦炎或消化性溃疡,仅极少数人最终发展为胃癌。因此,病人知道自己感染了幽门螺旋杆菌,不必紧张,找一位内科医生(最好是消化科医生)确定一下,是否有幽门螺旋杆菌相关性疾病。决定是否要做幽门螺旋杆菌根除。如果进行幽门螺旋杆菌根除,一定要按方案要求服药,不得停服或漏服,但也不要自作主张重复服药,这样做并不能提高疗效,反而会增加药费、不良反应和幽门螺旋杆菌的耐药性。抗幽门螺旋杆菌疗程结束 1 个月后复查幽门螺旋杆菌是否已根除。幽门螺旋杆菌根除后,要注意预防,避免再感染。

胃溃疡病人应怎样警惕癌变

胃溃疡从良性到恶变是一个缓慢过程,出现如下情况时需警惕恶变发生。

① 腹部疼痛规律改变:腹部疼痛失去原来胃病发作的规律性,明显不同于往常。

② 腹部疼痛加剧:腹痛发作时,以往进食或服药后可缓解,但虽进食或服药,仍无济于事,甚至加重。

③ 体重减轻:以往胃病发作,对食欲、体力、体重无多大影响,而现在却出现食欲不振、乏力和明显体重减轻等。

④ 便血或呕血:出现持续性便血或呕血。

⑤ 不明原因的贫血。

⑥ 正规治疗后,溃疡面不缩小或反而增大。

⑦ 胃镜检查发现直径大于 2 厘米的胃溃疡。

哪些人需做定期检查

以下病人需严密观察,定期检查。一候有病变可疑时,宜及时施行手术。

① 胃黏膜不典型增生者。

② 40 岁以上的胃黏膜大肠型上皮化生或伴不典型增生者。

③ 病灶直径大于 2 厘米的胃溃疡,特别是位于胃小弯部病程较长的溃疡病人。

④ 腺瘤性、无蒂性或直径超过 2 厘米、体积较大的胃息肉病人。

⑤ 伴有肠上皮化生,尤其是出现不典型增生的萎缩性胃炎病人。

⑥ 胃手术后 10 年以上病人。

⑦ 有胃癌家族史者。

⑧ 生活于胃癌高发地区者。

饮食习惯为何能预防胃癌

根据对西方胃癌发病率下降的观察,和对胃癌危险因子的认识,表明饮食习惯在胃癌的发生当中扮演了一个无可置疑的角色。在食物摄取上不能不注意,宜以清淡、新鲜为主,并养成良好的饮食习惯。美国癌症协会也建议选择植物为食品的主要来源,如水果、蔬菜、面包、谷类(麦片粥)、面、米和豆类,多吃新鲜含维生素 C 的食物。食物的保存应以冷冻为主,不应盐腌渍,任何食物过了保鲜期,也都应该丢弃。经粗略统计,发现饮食含维生素高的新鲜水果和蔬菜,尽量少食用烟熏、腌渍、发霉或污染的食物,会减少胃癌风险。

素食对防癌有益吗

俗话说,祸从口出,对部分胃癌病人来说,却是祸从口入。有的人餐桌上总也离不开各种肉食,吃起肉来大快朵颐,对素菜却不感兴趣,或者只夹几筷子,点到为止。高脂肪饮食不仅是高血压、高血脂、糖尿病的危险因素,也容易导致胃癌的发生。胃癌发生的重要因素是基因突变。不少致癌物质,如黄曲霉素、苯并芘等是溶于脂性溶酶的嗜脂物质,而高脂肪食物会使大量脂类物质在细胞及组织内沉积,这些"脏东西"使更多的致癌物质被吸收,细胞发生基因突变,进而引发胃癌。蔬菜、瓜果等素食含有大量维生素 A、维生素 C、维生素 E 等抗氧化成分,可促使细胞保持新鲜、年轻状态,抵御癌细胞的攻击,同时可调节细胞分化,防止胃黏膜变性、坏死。

总之,就餐时一定要让素食占绝对优势。饭菜中,素菜要占到 2/3 以上,吃一口荤菜再吃几口素菜,对于有高血压、高血脂、糖尿病的老年病人来说,更要注意。

低盐饮食能预防癌吗

高盐饮食也是导致胃癌发生的一个高危因素。据流行病学调查,我国人均每日吃盐量 27 克以上,北方地区相对南方较高。国际规定健康饮食的进盐量为每日 6 克左右。从有些药店可以购买到专门的限盐勺(一勺可盛 2 克盐)。如果没有限盐勺,也可以用可乐、雪碧等饮料瓶的盖子来衡量,一盖盐大概是 5 克。把好限盐关,提高机体的抗癌能力。

吃辛辣食品会诱发胃癌吗

经常碰到病人及其家属询问"吃辛辣食品能否诱发胃癌"的问题。根据多年的临床研究和追踪调查,食用辛辣食品和胃癌的发生并无直接关系。在我国南方一些省份的居民有吃辣椒的嗜好,而北方居民有吃大蒜的习惯。

辣椒中含有多种微量元素和大量维生素 C,在胃肠道内可阻止致癌物质——亚硝胺在体内的形成。硝酸盐广泛存在于自然界中,人们的食物中大量存在,它自身本来是无毒的,但在接近口腔时,有一部分经唾液的作用,形成了亚硝酸盐,在胃内与蛋白质分解后的产物——胺相互作用,转化成亚硝胺,这是一种强致癌剂。维生素 C 能阻止亚硝胺的形成,起到预防癌症的作用。

其他辛辣食品如生姜、大蒜等性温、辛,前者有发热散寒、温中健胃、止呕杀虫的功效;后者有消炎杀菌、祛痰止咳、利尿降压、健胃行滞的功效。

由此可见,适当食用一些辛辣食品对人体健康是有益的,辛辣食品会诱发胃癌的说法是没有科学依据的。但食用辣椒过多,可刺激咽喉、食管和胃。有咽喉炎、食管炎、胃炎和胃溃疡的病人应该尽量少吃辛辣食物,以防刺激这些部位,加重症状。

根除幽门螺旋杆菌
能预防胃癌发生吗

由于幽门螺旋杆菌在胃内能产生氨,氨能中和胃酸,胃中的硝酸盐在偏碱的环境下即转化成亚硝酸盐,亚硝酸盐与食物中的二级胺结合成亚硝胺,亚硝胺是强烈的致癌物质,表明幽门螺旋杆菌是胃癌的重要致病因素,流行病学调查也显示胃幽门螺旋杆菌感染病人,其胃癌发生的危险性是幽门螺旋杆菌阴性人群的6倍。

根除幽门螺旋杆菌是否就能预防胃癌的发生呢?中国香港大学的林兆鑫等在中国福建胃癌高发区进行的一项以人群为基础的初级预防研究显示:幽门螺旋杆菌感染时已有癌前病变者,即使幽门螺旋杆菌被根除仍不能降低胃癌发生率;幽门螺旋杆菌感染时无癌前病变者,根除幽门螺旋杆菌能明显降低胃癌发病率。为预防胃癌,尽早根除幽门螺旋杆菌是有益的。

胃癌病人手术后 还需注意些什么

胃癌手术后还应注意以下几个问题:a.进食量应由少到多,由稀到稠逐渐适应。进餐时要细嚼慢咽,以减轻残胃的负担。可少食多餐,一般每天可进食5~6次。b.术后2~3周时,有些病人进甜食,特别是甜的流质后出现心慌、出汗、头昏、恶心、上腹部不舒服等症状,一般持续15~20分钟可自行缓解,称为"倾倒综合征"。为防止这种情况发生,不要进甜食,适量进食易消化的咸食,并要控制进食速度。进食后最好躺下休息15~30分钟。这种症状一般在术后1~2个月能逐渐消失。如果超过2个月不见好转应做进一步检查。c.胃癌手术后需按医嘱用药,防止发生贫血。还要根据具体情况进行其他辅助治疗,如化疗、免疫治疗、中药治疗等。一定要定期复查,如粪便隐血、胃镜、B

超、X线胸片等,必要时做 CT 检查,目的是早期发现胃癌的复发和转移。d. 术后病人应早期活动。术后病情稳定后即可做深呼吸、翻身、肢体伸屈等活动。病情许可应尽早下床活动,这对胃手术后胃肠道功能的恢复、吻合口愈合及预防术后肠粘连、减少并发症的发生有重要作用,也有利于呼吸、循环及肌肉功能的恢复。

怎样预防胃黏膜脱垂症

① 少食多餐,每日可进食 4~6 次,宜吃流质或半流质食物。

② 饭后要站立片刻或缓步走动几分钟。

③ 忌食刺激性食品或调味品,如辣椒、芥末、花椒、姜、葱、蒜等。

④ 睡眠或躺卧时,应采取左侧卧位。

⑤ 忌服对胃有刺激性的药物,如吲哚美辛(消炎痛)、阿司匹林、水化氯醛、保泰松和水杨酸钠等。

⑥ 戒烟、戒酒,特别禁饮烈性白酒。

功能性消化不良病人 在生活上应注意些什么

功能性消化不良的病因和发病机制仍不十分明确,临床上仍然缺乏令人满意的治疗方案。因此,治疗的基本原则是尽量避免各种诱发因素,缓解症状,减少复发。功能性消化不良病人在生活和饮食方面应注意下列几方面:

① 调整饮食:避免摄入引起腹部不适和其他症状的食物,如高脂饮食、咖啡、乙醇、烧烤、煎炸食品、碳酸饮

料、橘汁、面食、胡椒、马铃薯片、番茄以及辛辣食品等；勿食乳制品、加工食品，以免胃液分泌过多，引起蛋白质消化不良。应多吃高纤维食物，如新鲜水果、蔬菜和全谷食物，尤其宜多吃新鲜木瓜、菠萝，这些食物是消化酶的最好来源。

②　注意饮食方式：避免导致舌咽过度接触空气的动作，如吸烟、进食太快、咀嚼口香糖、用吸管吸和饮用碳酸盐饮料；进食后2个小时内不要躺下，饮食宜温和、无刺激。食欲不佳者，应少量多餐，减少肠胃的负担；慢慢彻底地咀嚼食物。概括起来主要是：a.吃饭速度要放慢，不要狼吞虎咽，要细嚼慢咽。b.咀嚼要充分。有研究显示，人咀嚼时的肌肉运动，可明显增加脑血流量，具有预防脑供血不足、老年性痴呆的作用。c.饭前喝汤。美国的研究发现，饭前喝汤，脑干食欲中枢的兴奋性会下降，对有暴食习惯的人有一定的减食作用。d.食量分配。把一天的食量大部分放在早、中两餐，晚餐适量减少，而且要定时定量。每餐不宜过饱，最好保持七、八分饱，中医有句古话"要想身体安，三分饥和寒"就是这个意思。

③　减轻压力，减少疲劳：采用减轻压力的方法，包括松弛疗法、生物反馈、认知－行为疗法，运动或者听舒缓的音乐。有足够的休息，每天在相同的时间上床睡觉和起床。

④　适量运动：每周做3～5次有氧运动，每次20～40分钟，但进食后不要立即去做运动。

消化不良病人应注意 哪些预警信号

消化不良的病人要注意报警信号。所谓报警信号是一旦出现消化不良症状,或者有这些体征,病人一定要尽早到医院排除器质性病变。

常见的器质性疾病报警信号是:a. 体重下降;b. 贫血;c. 吞咽困难;d. 消化道出血(粪便潜血阳性)。

挂号费丛书·升级版
总 书 目

37. 专家诊治眩晕症 （神经科）	54. 专家诊治子宫疾病 （妇　科）
38. 专家诊治肾脏疾病 （肾内科）	55. 专家诊治妇科肿瘤 （妇　科）
39. 专家诊治肾衰竭尿毒症 （肾内科）	56. 专家诊治女性生殖道炎症 （妇　科）
40. 专家诊治贫血 （血液科）	57. 专家诊治月经失调 （妇　科）
41. 专家诊治类风湿关节炎 （风湿科）	58. 专家诊治男科疾病 （男　科）
42. 专家诊治乙型肝炎 （传染科）	59. 专家诊治中耳炎 （耳鼻喉科）
43. 专家诊治下肢血管病 （外　科）	60. 专家诊治耳鸣耳聋 （耳鼻喉科）
44. 专家诊治痔疮 （外　科）	61. 专家诊治白内障 （眼　科）
45. 专家诊治尿石症 （泌尿外科）	62. 专家诊治青光眼 （眼　科）
46. 专家诊治前列腺疾病 （泌尿外科）	63. 专家诊治口腔疾病 （口腔科）
47. 专家诊治乳腺疾病 （乳腺外科）	64. 专家诊治皮肤病 （皮肤科）
48. 专家诊治骨质疏松症 （骨　科）	65. 专家诊治皮肤癣与牛皮癣 （皮肤科）
49. 专家诊治颈肩腰腿痛 （骨　科）	66. 专家诊治"青春痘" （皮肤科）
50. 专家诊治颈椎病 （骨　科）	67. 专家诊治性病 （皮肤科）
51. 专家诊治腰椎间盘突出症 （骨　科）	68. 专家诊治抑郁症 （心理科）
52. 专家诊治肩周炎 （骨　科）	69. 专家解读化验报告 （检验科）
53. 专家诊治子宫肌瘤 （妇　科）	70. 专家指导合理用药 （药剂科）